Carl-Auer

Rudolf Klein · Andreas Kannicht

Einführung in die Praxis der systemischen Therapie und Beratung

Vierte Auflage, 2020

Umschlaggestaltung: Uwe Göbel
Satz: Verlagsservice Hegele, Heiligkreuzsteinach
Printed in the Czech Republic
Druck und Bindung: FINIDR, s.r.o.

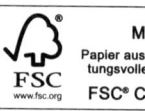

Product footprint
CO2 Neutral
NC-CFM-015258
www.nepcon.net

MIX
Papier aus verantwortungsvollen Quellen
FSC
www.fsc.org
FSC® C014138

Vierte Auflage, 2020
ISBN 978-3-89670-571-6 (Printausgabe)
ISBN 978-3-8497-8229-0 (ePub)
© 2006, 2020 Carl-Auer-Systeme Verlag
und Verlagsbuchhandlung GmbH, Heidelberg
Alle Rechte vorbehalten

Bibliografische Information der Deutschen Nationalbibliothek:
Die Deutsche Nationalbibliothek verzeichnet diese Publikation
in der Deutschen Nationalbibliografie; detaillierte bibliografische
Daten sind im Internet über http://dnb.d-nb.de abrufbar.

Informationen zu unserem gesamten Programm, unseren Autoren
und zum Verlag finden Sie unter: **https://www.carl-auer.de/**.
Wenn Sie Interesse an unseren monatlichen Nachrichten haben,
können Sie dort auch den Newsletter abonnieren.

Carl-Auer Verlag GmbH
Vangerowstraße 14 • 69115 Heidelberg
Tel. +49 6221 6438-0 • Fax +49 6221 6438-22
info@carl-auer.de

Inhalt

Vorwort

Die Praxis der systemischen Therapie und Beratung hat sich seit Anfang der 1980er Jahre in einer Art entwickelt, dass man nicht mehr von „der" systemischen Therapie und Beratung sprechen kann. Stattdessen findet man unter ihrem Dach zunehmend unterschiedliche Richtungen, die sich zwar alle auf einen hinreichend ähnlichen metatheoretischen Überbau beziehen – die Systemtheorie und den radikalen Konstruktivismus –, gleichzeitig aber so unterschiedlich sind, dass sich dieses Haus wohl noch eine ganze Weile in einem kreativen Anbau- und Umbauprozess befinden und sich in ihm differenzieren wird.

So erfreulich dies für die Theorie und Praxis der systemischen Therapie und Beratung ist, so schwierig ist es für Autoren, eine Einführung in eine Methode zu schreiben, die sich in einem permanenten Wandel befand, befindet und befinden wird.

Angesichts dieser Vielfalt an Ideen und Vorgehensweisen mussten wir eine Auswahl treffen, die es Lesern möglich macht, eine Vorstellung von der derzeitigen Praxis der systemischen Therapie und Beratung zu bekommen. Damit sagt diese Auswahl natürlich immer etwas über uns als Autoren aus. Die vorliegende Variante hat folgende Inhalte:

Das *erste Kapitel* befasst sich mit der Frage, was in der systemischen Therapie und Beratung unter einem Problem verstanden wird.

Das *zweite Kapitel* behandelt die Frage, auf welche Weise Veränderungsdynamiken konzipiert werden können und was in Veränderungsprozessen bedacht werden sollte.

Im *dritten Kapitel* wird ein erster Einblick in die Praxis der systemischen Therapie gegeben. Dabei werden zentrale Vorgehensweisen beschrieben und ihre Bedeutung anhand eines Therapieverlaufs aufgezeigt.

Im *vierten Kapitel* wird die Frage erörtert, welche Selbststeuerungsmöglichkeiten Therapeuten und Beratern zur Verfügung stehen, mit deren Hilfe sie der Komplexität therapeutisch-beraterischer Prozesse gerecht werden können.

Im abschließenden *fünften Kapitel* werden drei systemtherapeutische Interview- bzw. Fragetechniken in Aktion gezeigt. Dazu werden drei unterschiedliche Interviewsequenzen in Form von Transkripten präsentiert, und das jeweilige Vorgehen wird kommentiert.

Bei allen Ausführungen sollte in Erinnerung bleiben, dass wir keine prinzipielle Unterscheidung zwischen Therapie und Beratung sehen. Entsprechend haben wir den Titel des Buches gewählt. Um die Lesbarkeit des Textes nicht unnötig zu erschweren, benutzen wir beide Begriffe wechselweise. Leser, die sich über die im Buch angesprochenen Themen näher informieren wollen, verweisen wir auf die Literaturliste.

Auch in diesem Vorwort sollen Danksagungen nicht fehlen. Sie sind uns ein großes Bedürfnis. Wir bedanken uns an erster Stelle bei Gunthard Weber, unserem Lehrer, Förderer und Kollegen, der uns die Tür zu diesem Buch geöffnet hat.

Wir bedanken uns auch bei all den Kolleginnen und Kollegen, die im Laufe der letzten Jahre unendlich viel für die Entwicklung der systemischen Therapie und Beratung geleistet haben. Wir haben uns redlich bemüht, möglichst viele dieser Arbeiten zu berücksichtigen – und doch ist es uns nur zu einem Bruchteil gelungen. Unser Dank gebührt auch unseren Ausbildungskandidatinnen und -kandidaten, deren kritische Rückfragen viel zu unserer Konzeptentwicklung beigetragen haben, sowie unseren Kolleginnen und Kollegen, mit denen wir unsere Ausbildungscurricula gemeinsam planen und durchführen.

1. Probleme: Ihre Bedeutung in der systemischen Therapie und Beratung

Der Ausgangs- und zugleich Dreh- und Angelpunkt für system-therapeutische Bemühungen ist ein „Problem" oder eine „Störung". Ohne Probleme würde man weder über Lösungen noch über Therapien nachdenken, geschweige denn darüber sprechen.

Bevor eine Annäherung an die Frage erfolgen kann, was in der systemischen Therapie unter einem Problem verstanden wird, müssen einige systemtheoretische Überlegungen vorgeschaltet werden.

1.1 Systemtheoretische Überlegungen

In der modernen Systemtheorie geht man bei der Betrachtung lebender Systeme von einer auf den ersten Blick merkwürdig erscheinenden Position aus: der Unterscheidung von biologischen, psychischen und sozialen Systemen (Luhmann 1991). Damit ist gemeint, dass Menschen drei Systemebenen repräsentieren und jedes dieser Systeme eine eigene Arbeits- oder Operationsweise hat.

Die Operationen der drei Systeme können folgendermaßen unterschieden werden: Das biologische System verwirklicht sich durch chemisch-physikalische Prozesse. Diese führen zum Aufbau biologischer Strukturen, die dazu dienen, das biologische Leben und Überleben zu sichern. Das psychische System verwirklicht sich durch kognitiv-emotionale Prozesse und entwickelt kognitiv-emotionale Erlebens- und Sinnstrukturen, die Orientierung geben und dadurch auch die eigenen Möglichkeiten begrenzen können. Das soziale System verwirklicht sich durch kommunikative Prozesse, die bestimmte Kommunikationsabläufe wahrscheinlicher machen als andere und so den Aufbau kommunikativer Muster ermöglichen.[1]

Jedes dieser drei Systeme vollzieht seine Operationen der jeweiligen inneren Struktur entsprechend, also strukturdeterminiert (Maturana 1985; Maturana u. Varela 1987) und autonom. Dennoch kann kein System ohne die jeweils anderen existieren. Psychische Prozesse ohne biologische Grundlagen und kommunikative Abläufe sind genauso wenig denkbar wie kommunikative Prozesse ohne psychische Abläufe und biologische Grundlagen. Daher entfällt in dieser Konzeption die Idee einer biologischen, psychischen oder sozialen Dominanz. Die Systeme stellen vielmehr – und das ist die zweite ungewöhnliche Sichtweise – Umwelten füreinander dar.

Dieses System-Umwelt-Verhältnis wird mit dem Begriff der strukturellen Koppelung (Maturana u. Varela 1987) bezeichnet. D. h., die parallel in den jeweiligen Systemen ablaufenden autonomen Operationen führen zwar über eine Koppelung der jeweiligen Strukturen zu wechselseitigen Beeinflussungen bzw. Irritationen. Allerdings kann kein System die Auswirkungen in den jeweils anderen Systemen einseitig festlegen: Das psychische System kann die chemisch-physikalischen Abläufe im biologischen System nicht steuern. Das kommunikative System kann nicht bestimmen, was das psychische System denkt oder fühlt, und das biologische System kann die kommunikativen Muster nicht festlegen. Es sind die vorhandenen internen Systemstrukturen, die bestimmen, welche Auswirkungen Irritationen haben und welche nicht.

Diese theoretische Grundkonstruktion, von Maturana und Varela (ebd.) die Theorie der Autopoiese genannt, hat weitreichende Konsequenzen:

- Lebende Systeme sind strukturdeterminierte Systeme.
- Das biologische, das psychische und das soziale System stehen durch strukturelle Koppelungsprozesse in einem System-Umwelt-Verhältnis zueinander.
- Die jeweilige Umwelt kann ausschließlich auf der Grundlage der eigenen inneren Struktur verarbeitet werden.
- Die Wirkungen zwischen den Systemen sind nicht einseitig und gezielt steuerbar.
- Lebende Systeme haben keinen direkten Zugang zu ihrer Umwelt und können daher keine „objektiv richtigen" Schlüsse bezüglich ihrer Umwelt ziehen.

Nach dieser kurzen[2], aber unerlässlichen Darstellung systemtheoretischer Grundlagen soll nun untersucht werden, welche Konsequenzen diese für die Frage haben, was unter einem „Problem" verstanden werden kann.

1.2 Beobachter und Beobachtungen

Der Gebrauch der Bezeichnung „Problem" ist systemtheoretisch ein sehr komplexer Vorgang. Von einem Problem sprechen zu können setzt nämlich verschiedene Operationen voraus: Zunächst muss eine Unterscheidung getroffen werden. Diese Unterscheidung wird von Beobachtern vorgenommen. Dazu konzentrieren sich Beobachter auf ein bestimmtes Beobachtungsziel, das im Zuge des Unterscheidens benannt wird. So können Beobachter ihre eigenen Zustände und Handlungen beobachten und benennen. Sie können aber auch Ereignisse unterscheiden und benennen, die in der Umwelt der Beobachter liegen.

Beobachter können sich z. B. auf das eigene oder fremde Körpergewicht, auf die eigenen Denk- und Fühlweisen oder auf spezifische Handlungsabfolgen wie z. B. das eigene Erziehungsverhalten oder das der Partner beziehen. Und sie können darauf achten, ob diese fremden oder eigenen Zustände und Ereignisse einmalig, mehrmalig, oft oder immer auftreten. Ob sie an spezielle Orte und/oder an bestimmte Personen gebunden zu sein scheinen.

Mit dem Beobachten ist ein wichtiger, oft übersehener Effekt untrennbar verbunden: Beobachter konzentrieren sich auf die von ihnen unterschiedenen Ereignisse oder Zustände. Gleichzeitig verblassen demgegenüber die nichtbeobachteten Zustände oder Ereignisse. Es entstehen sogenannte „markierte" und „unmarkierte" Beobachtungsbereiche (Simon 1988).

Werden diese Beobachtungen wiederholt, entsteht ein Wiedererkennungseffekt, der spezifische Beobachtungsstrukturen einspurt und andere, potenziell ebenfalls mögliche Beobachtungsstrukturen ausschließt. Beobachter sind somit nicht etwa Zuständen und Ereignissen passiv ausgesetzt, sondern sie stellen sie aufgrund eigener Unterscheidungskriterien aktiv her.

1.3 Bewertungen und Erklärungen von Lebensproblemen

Auf diese Art kreierte Zustands- oder Ereignisabfolgen können nun durch einen Vergleich von Ist- und Soll-Abweichungen bewertet werden. Selbstverständlich sind dabei auch historisch-kulturelle Wertmaßstäbe von Bedeutung, da die Fragen, ob jemand sich oder andere als „zu dick", „faul" oder irgendwie anders bewertet, ganz entscheidend von kulturellen Standards abhängen. Parallel werden Bewertungen immer und prinzipiell affektiv aufgeladen, da Bewerten ohne Fühlen nicht möglich ist. Dies betrifft sowohl nichtklinische[3] als auch klinische Phänomene (Watzlawick 1992; Simon 1995; Klein 2002). Probleme existieren in dieser Betrachtungsweise also erst dann, wenn – auf der Grundlage historisch-kulturell geprägter Werte – Beobachter eine negativ bewertete Ist-Soll-Abweichung konstatieren.

Allerdings ist damit noch unklar, ob und, falls ja, welche Maßnahmen zur Problemlösung ergriffen werden sollen. Hierbei können Erklärungen orientierunggebend fungieren. Allerdings können sehr unterschiedliche Erklärungen für Probleme herangezogen werden. Biologische und/oder psychische und/oder soziale Ansätze lassen sich in Betracht ziehen. Je nach Erklärungsansatz und subjektiver Theorie kommen entsprechend unterschiedliche Problemlösestrategien zum Einsatz. Ob die ge- oder erfundenen Erklärungen zu hilfreichen Problemlösestrategien führen, ist zu diesem Zeitpunkt nicht abschätzbar.

Das auf diese Art beschreibbare Problemerleben hinterlässt neben den psychischen immer auch Spuren im biologischen System. Auf diese Besonderheit haben in den letzten Jahren v. a. hirnphysiologische Untersuchungen hingewiesen (Ciompi 1999; Hüther 2001; Damasio 1997). Das Zusammenspiel von Beobachtungs-, Bewertungs- und Handlungsmustern führt zu individuell unterschiedlichen neurologischen Einspurungen, die umgekehrt das Abrufen gleicher Denk-, Fühl- und Handlungschoreografien begünstigen.

Ein stabiles, eng gekoppeltes, zirkulär organisiertes Problemmuster etabliert sich mit der Konsequenz, dass Beobachter nicht entscheiden können, wie das beobachtete Phänomen wirklich ist, sondern als was es ihnen erscheint: als Problem. Beobachter machen sich nicht etwa ein Bild von der Welt, sondern die eigenen Beschreibungs-, Bewertungs- und Erklärungsmuster schaffen „eine Welt von einem Bild" (von Foerster u. Bröcker 2002, S. 115).

Wichtig ist, dass sich die beschriebenen Abläufe der Problemerzeugung bis zu diesem Zeitpunkt ausschließlich im psychischen und biologischen System der Beobachter vollziehen. Sie existieren noch nicht im sozialen System, da sie noch nicht kommuniziert wurden – weder mit Angehörigen noch mit Therapeuten. Es handelt sich (noch) um sogenannte Lebensprobleme (Ludewig 2002, 2005). Diese können zwar systemtherapeutisch relevant werden, jedoch erst dann, wenn Klienten die Begegnung mit Therapeuten suchen und in dieser Begegnung Kommunikation stattfindet, kurz: sich klinische Systeme bilden. Sonst nicht. Dazu aber später.

Eines ist bei den bisherigen Ausführungen wichtig zu berücksichtigen: Es soll keineswegs suggeriert werden, Probleme seien „nur" Konstrukte von Beobachtern und damit nicht leiderzeugend. Sehr wohl leiden Menschen an Problemen. Aber Menschen, die Probleme präsentieren – seien es die eigenen oder die anderer –, erscheinen unter einer systemtheoretischen Perspektive nicht mehr ausschließlich als Opfer des Problems. Vielmehr stellen sie Probleme immer auch aktiv her und halten sie aktiv aufrecht. Dadurch enthalten Probleme auch Chancen zur Veränderung.

Gerade dieser Veränderungsaspekt unterscheidet Probleme von anderen leiderzeugenden Phänomenen, den Restriktionen. Diese sind nichtauflösbare bzw. nichtveränderbare Bedingungen des Lebens. Eine Lösung kann somit nicht in der Veränderung der Restriktion liegen, sondern in einem alternativen Umgang mit den Bedingungen, die durch die Restriktionen diktiert werden (Ludewig 2002, 2005).

1.4 Bewertungen und Erklärungen von Problemsystemen

Wird über ein Problem mit der Person gesprochen, die für den Beobachter das Problem „hat" bzw. „besitzt", bildet sich ein soziales System: eine Kommunikation um und über das Thema „Problem". D. h., „Probleme" existieren im sozialen System ausschließlich als Kommunikation. Die Sätze „Du bist zu faul und zu dick" oder „Du trinkst zu viel" bestehen nämlich aus Wörtern und nicht etwa aus Fettpolstern oder Flüssigkeiten.

Solange die präsentierten Problembeschreibungen und -bewertungen von der angesprochenen Person geteilt werden, können sich beide Partner einigen und unterschiedliche Lösungsideen ausprobieren. Diese können von Strategien, die im eigenen

Einflussbereich liegen, über psychotherapeutische Maßnahmen bis zu chemischen oder gar operativen Eingriffen reichen.

Allerdings können Problembeschreibungen und -bewertungen auch differieren. Der eine sieht es anders als der andere. Dann unternimmt der eine Kommunikationspartner Überzeugungs- und/oder Veränderungsversuche,[4] die vom anderen aufgrund anderer Bewertungen ausgeschlagen, umgangen oder ad absurdum geführt werden.[5] Jeder Abwehrversuch bringt jedoch weitere Veränderungsvorschläge hervor. Ein stabiler Kommunikations- und Konfliktkreislauf etabliert sich. Gespeist werden diese Muster dadurch, dass sowohl die Änderungsvorschläge als auch die entsprechenden Gegenreaktionen jeweils ineffektive Lösungsversuche darstellen. Ab einem bestimmten Zeitpunkt ist nicht mehr zu entscheiden, ob ein spezifisches System das Problem erzeugt oder ob das Problem ein System organisiert (Anderson u. Goolishian 1988).

Auch im Rahmen solcher Kommunikationsmuster, sogenannter Problemsysteme, spielen Erklärungen eine wichtige Rolle. Unterschiedliche subjektive Theorien bieten sich an. Z. B. werden physiologische und/oder psychische und/oder soziale Erklärungsmuster favorisiert – jedoch potenziell von jedem Interaktionspartner andere, was die bestehenden Konflikte weiter anheizt.[6]

Auf der Ebene des Problemsystems werden soziale, psychische und biologische Beiträge aktiviert und enger miteinander gekoppelt: Sowohl psychische Unterscheidungsprozesse als auch kommunikative Beiträge schleifen sich ein und schlagen sich biologisch nieder, indem spezifische neuronale Verknüpfungen begünstigt werden. Diese sind zwar prinzipiell veränderbar, sie fördern aber zunächst in nicht unerheblichen Maße das Abrufen gleicher Erlebens- und Kommunikationsbeiträge (Ciompi 1999; Hüther 2001).

Auf welche Weise sich die theoretischen Zusammenhänge im Alltagsleben aufbauen, zeigt das folgende Beispiel.

Ein Ehepaar, 46 und 43 Jahre alt, Eltern von drei Kindern, nahm Kontakt auf, weil die Ehefrau das Trinkverhalten des Ehemannes als nicht mehr tolerabel ansah. Mit beiden wurden mehrere Gespräche vereinbart, in deren Rahmen unterschiedliche Einschätzungen deutlich wurden. Die Frau berichtete, ihr Ehemann komme gelegentlich betrunken von seiner Nachtschicht nach Hause, wenn einer der Kollegen Geburtstag feiere und eine Kiste Bier ausgebe. Sonntags sei er morgens als aktives Vereinsmitglied eines Musikvereins unterwegs und komme öfter angetrunken aus der Probe zurück. Die Sonntage seien zunächst durch einen Ernüchterungsschlaf und anschließend durch konflikthafte Gespräche verdorben. Die Frau sorgte sich um den familiären Frieden und die familiäre Harmonie und fürchtete darüber hinaus, das Trinken könnte sich beruflich und körperlich bei ihrem Mann negativ auswirken.

Sie nahm also folgende Unterscheidungen über eine gewisse Zeitspanne hinweg vor: Sie beobachtete und behielt im Gedächtnis die Feierabende und die Sonntage, an denen der Mann getrunken hatte, und übersah zunehmend die Tage, an denen dies nicht geschah. Sie registrierte die Sonntage, bei denen das familiäre Zusammenleben durch rauschbedingten Schlaf behindert wurde, und verbuchte demgegenüber weniger die Sonntage, an denen es anders war. Sie konzentrierte ihre Sinneskanäle zunehmend auf die Wahrnehmung von Alkohol, bewertete z. B. die Tatsache einer „Alkoholfahne" als Betrunkenheit und übersah variable Trinkmuster mit entsprechend unterschiedlichem Verhalten des Mannes.

Der Mann zeigte zunächst Verständnis für die Sorgen seiner Frau, fand sie insgesamt aber sehr übertrieben und zu pessimistisch. Er bewertete sein Trinken als unproblematisch, zumal er nur in Ausnahmefällen betrunken von der Arbeit kam, die Musikprobe am Sonntag als seine persönliche Entspannungs- und Hobbyzeit ansah und nicht mehr trank „als andere auch". Außerdem „bewies" er sich und seiner Frau durch fast völlige

Abstinenz während der sechswöchigen Fastenzeit seine Souveränität gegenüber dem Alkohol. Probleme sah er v. a. in den ehelichen Auseinandersetzungen und weniger im Trinkverhalten.

Er organisierte seine Wahrnehmung, im Gegensatz zu seiner Frau, folgendermaßen: Er bewertete ihre Problembeschreibungen als grundlos, überzogen und konnte nur z. T. die Befürchtungen nachvollziehen. Er erinnerte sich v. a. an Situationen mit seiner Frau, in denen diese sich beschwerte und Vorwürfe machte, weniger jedoch an die Zeiten, in denen es anders war. Er verstand die Anklagen als Bedrohung seiner Eigenständigkeit und weniger als Interesse an seinem körperlichen Wohlergehen. Er erklärte dieses Verhalten der Frau zunehmend als eine Charaktereigenschaft bzw. als Ausdruck chronischer Unzufriedenheit und weniger als Versuch, die eheliche Interaktion zu fördern.

Zwischen zwei Sitzungen besuchte die Frau wegen einer Bronchitis ihren Hausarzt und erwähnte in einem Nebengespräch ihre Sorgen bezüglich des Trinkens. Daraufhin „diagnostizierte" der Hausarzt einen Alkoholismus. Bestätigt wurde die Diagnose v. a. durch die von der Ehefrau erwähnte sechswöchige Trinkpause, da solche Abstinenzzeiten nach Ansicht des Arztes zum typischen Verhalten von Alkoholikern gehörten. Er empfahl zunächst eine stationäre Entgiftung mit einer sich anschließenden mehrmonatigen stationären Entwöhnungstherapie. Das Therapieziel sei eine völlige Abstinenz. Sollte der Ehemann auf die Forderungen der Ehefrau nicht eingehen, zeige dies seine Verleugnungstendenz und damit seine Abhängigkeit. Im Falle einer Verweigerung komme aus Schutzgründen für die Frau nur noch die Trennung infrage.

Die Ehefrau fühlte sich nun in ihrer ursprünglichen Wahrnehmungsorganisation durch den Arzt bestätigt und verfügte sogar über eine Diagnose: „Sucht". Sie entwickelte auf dieser Basis eine plausibel ableitbare Strategie, indem sie sich vornahm, hart zu konfrontieren und ihre Erwartungen mit Nachdruck einzufordern.

In der nächsten Paarsitzung, die etwa zwei Wochen nach der ärztlichen Konsultation stattfand, konfrontierte die Frau ihren Mann erstmals mit ihren Forderungen und drohte mit Trennung. Der Ehemann zeigte sich ob der Beschleunigung irritiert, lehnte die Diagnose und eine stationäre Behandlung rigoros ab, stimmte aber der Abstinenzforderung der Ehefrau zu.

Der Ehemann, auf diese Weise unter Druck gesetzt, entwickelte in der Folge ein aus seiner Sicht „vernünftiges" und „nachvollziehbares" Verhalten, indem er sich zunächst zurückzog und über mögliche Gegenmaßnahmen nachdachte. Nach drei Tagen ließ er über die verzweifelt wirkende Ehefrau telefonisch mitteilen, dass er an einer Fortführung der ambulanten Gespräche nicht mehr interessiert sei und auch Abstand vom Abstinenzversprechen nehme.

Die individuell unterschiedlichen Problemkonstruktionen können die Form komplementärer Muster (Bateson 1983) annehmen, indem ein Partner anklagt, konfrontiert und der andere leugnet und sich entzieht. Es kann sich aber auch die Form eines symmetrischen Musters (ebd.) entwickeln, indem auf die Klagen mit Gegenanklagen und auf die Konfrontation mit Gegenkonfrontation bis hin zu gewalttätigen Auseinandersetzungen reagiert wird. In diese Muster können auch Dritte, z. B. Helfer, eingebaut werden. Die sicher wohl gemeinten Ratschläge des Hausarztes im Beispiel haben für eine erhebliche Beschleunigung der Konflikte gesorgt.

Nun stellt sich die Frage, wie ein therapeutischer Prozess systemtheoretisch verstanden werden kann, der die dargestellte Problemerzeugungschoreografie in ihrer Komplexität zu erfassen vermag, und welche Handlungsstrategien nützlich dafür sind, eine Verflüssigung dieser verfestigten Muster zu begünstigen.

2. Veränderungen: Schwellenphänomene und Übergänge

Klinisch relevant werden aus systemtherapeutischer Sicht Probleme erst dann, wenn Klienten Kontakt zu Therapeuten aufnehmen und von eigenen Problemen oder denen anderer Menschen berichten. Geschieht dies nicht, gibt es keine klinisch relevante Problematik und damit auch keine systemtherapeutische Notwendigkeit. Klinische, systemtherapeutische und psychotherapeutische Begegnungen sind folglich immer Phänomene des sozialen Systems, da sie auf Kommunikation basieren. Was passiert aber in klinischen Systemen?

Klienten, die eine psychotherapeutische Behandlung aufsuchen, berichten von einer Lebenssituation, mit der sie so nicht mehr gut weiterleben können oder wollen. Sie erleben sich in ihrer Entwicklung blockiert und haben noch keine Alternative. Von diesem Erleben wird in der therapeutischen Begegnung erzählt. Die Form der sprachlichen Darstellung folgt den Kriterien, die als „Narration" bzw. „Erzählung" bezeichnet werden (Kraus 1996).

Menschen verleihen dem eigenen und dem Leben anderer Menschen auf der Grundlage der eigenen Erzählungen Bedeutung und Sinn. Auf dieser Basis bilden sich Kriterien, wie spezifische Aspekte weiterer Erfahrungen ausgewählt und in welcher Form sie zum Ausdruck gebracht werden. So haben Erzählungen Einfluss darauf, welche Richtung bzw. welchen Verlauf und welche Form das eigene Leben angenommen hat und annehmen kann (White 1992).

Eine Problemerzählung repräsentiert negativ bewertete individuelle Erlebens-, Handlungs- und Kommunikationsmuster, die manchmal chronifizierende Ausmaße angenommen haben. Folgerichtig befasst sich die systemische Therapie und Beratung mit den Erzählungen von Klienten und versteht sich als ein moderierender Dialog mit Menschen über deren Erzählungen (Andersen 1990). Dabei ist der Begriff „Erzählung" breit angelegt (White 1992). Mit Erzählung sind nämlich sowohl sprachliche als auch nichtsprachliche Elemente – die Performance – gemeint, die von Therapeuten als Zeichen erkannt und mit Bedeutung unterlegt werden können.[7]

Allerdings können Therapeuten niemals wissen, ob die eigene Bedeutungsgebung die „richtige", die „wahre" oder die „bedeutsamere" ist. Entsprechend sehen systemische Therapeuten das Finden von Wirklichkeit und Wahrheit nicht als ihre Aufgabe an. Mit dem Wissen, dass sie niemals einseitig Veränderungen bei Klienten bewirken können, ist die Herausforderung für systemische Therapeuten eine andere. Sie besteht darin, Formen der Konversation zu finden, bei denen Klienten sich eingeladen fühlen, für ihre Erzählungen neue Sinnkonstruktionen zu finden, und darüber hinaus ein emotionales Klima zu begünstigen, das die Entwicklung veränderter Ideen und neuer Handlungsoptionen ermöglicht.

Die Wahrscheinlichkeit eines solchen Effektes wird dann größer, wenn aus Klientensicht eine adäquate Mischung aus emotional-kognitiver Bestätigung und emotional-kognitiver Irritationen im therapeutischen Gespräch angeboten wird. Diese Mischung fördert Umbauprozesse des Erlebens und Kommunizierens und begünstigt potenziell neue, andere und bekömmlichere Interaktionsmuster.

2.1 Zugänge zur Therapie

Der Beginn einer Therapie ist aus Klientensicht oft dadurch gekennzeichnet, dass ein als negativ und nicht mehr passend erlebter Zustand durch einen (noch) nicht definierten anderen, posi-

tiveren Zustand ersetzt werden soll. Häufig sind zu diesem Zeitpunkt weder ein Ziel noch ein gangbarer Weg dorthin Teil des
Lösungsentwurfs. Die Änderungswünsche können sich sowohl
auf die Klienten selbst als auch auf das sie umgebende soziale Ge-
füge, z. B. die Familie, beziehen. Therapeuten sollen – so die Klientensicht – möglichst gezielte, passgenaue und nebenwirkungs-
freie Ideen zur Auflösung des Leidens zur Verfügung stellen.

Mit der Theorie der Selbstorganisation, die besagt, dass Therapeuten ihre Klienten nicht einseitig verändern können, scheint
diese Erwartung der Klienten an ihre Therapeuten nicht verein-
bar zu sein. Auch die Konzepte exakter Diagnostik mit entspre-
chender Zielgenauigkeit therapeutischer Interventionen werden
durch diese Theorie infrage gestellt. Im Sinne von Ludewigs
(2005, S. 76) „Therapeutendilemma": „Handele wirksam,
ohne im Voraus zu wissen, […] was dein Handeln auslösen
wird", stellen systemische Konzepte hier „lediglich" Möglichkeitsräume zur Verfügung.

Die Potenz dieser Möglichkeitsräume wird deutlich, wenn
man sie in den vergleichenden Kontext eines der ältesten und
zugleich wirksamsten Veränderungsszenarien der Menschheit
stellt: des Übergangsrituals.

2.2 Ritualtheoretische Überlegungen

In der Anthropologie werden Übergangsrituale als kulturelle
Szenarien begriffen, die vollzogen werden, um blockierte Entwicklungen und soziale Konflikte zu dynamisieren bzw. fällige
Übergänge wie Geburten, Pubertät, Tätigkeitsspezialisierun-
gen, Sterbeprozesse u. Ä. durch rituelle Zeremonien zu begleiten. Das Ziel ist es, ein „Individuum aus einer genau definierten
Situation in eine andere, ebenso genau definierte hinüberzufüh-
ren" (van Gennep 1986).

Das Kennzeichen von Übergangsritualen ist ihre Dreiphasen-
struktur. Dabei ist die Ausgangssituation, die „Struktur I" (Tur-

ner 1989), durch Begrenzungen gekennzeichnet, die dem Entwicklungsstand eines Menschen nicht mehr entsprechen und in der sich Veränderungen ankündigen. Die Struktur I wird durch ein Trennungsritual verlassen und führt zu den nun anstehenden Entwicklungsschritten der „Umwandlungs- oder Schwellenphase" (ebd.), auch „Antistruktur" (Turner 1989) genannt.

Die Schwellenphase repräsentiert einen Kontext von Zeit, Raum und Beziehungen, der als Angelpunkt der Transformation von einem Zustand in einen anderen angesehen werden kann. Sie verbindet damit den Problemraum mit einem Lösungsraum und ist dadurch gekennzeichnet, dass der alte Zustand nicht mehr existiert und ein neuer, passenderer Zustand noch nicht erreicht ist. Sie ist eine Phase der Auflösung und Neuorientierung zugleich und weist Merkmale der Unstrukturiertheit, Ambiguität und des Paradoxen auf.

Diese Phase mündet in eine „Wiederangliederungsphase" bzw. hat die Integration in die „Struktur II" zum Ziel. In traditionellen Ritualen wird diese Wiederangliederung durch rituelle Handlungen wie z. B. Waschungen und Namensgebungen begleitet. Übergangsrituale haben auch eine spirituelle Dimension, indem sie die Verbindung zwischen dem Profanen und dem Heiligen repräsentieren (Eliade 1990).

Als Begleiter für die Phasenübergänge dient dem Novizen ein Schamane oder Medizinmann, der selbst eine Position zwischen den Welten repräsentiert. Er steht zwischen innen und außen, ist ein Repräsentant weder der Struktur I noch der Struktur II, ist weder da noch dort und kann damit die anstehenden Übergänge erleichtern und fördern.

2.3 Die therapeutische Begegnung

Wendet man die obigen Erläuterungen auf die systemische Praxis an, so haben sich Klienten, die sich zur Therapie entschließen, von ihrem Alltagsleben abgelöst und präsentieren ihr Leiden in einem Rahmen, der neu ist und Unerwartetes eröffnet. Dies kann mit der Trennungsphase eines Übergangsrituals verglichen werden.

Durch das therapeutische Gespräch werden Dialoge über Problemerzählungen eröffnet und neue Ideen ins Spiel gebracht. Metaphorisch gesprochen, überschreiten Klienten während der Therapie die Schwelle zwischen dem Problem einerseits und der Lösung andererseits.[8] In diesem Prozess sind neben den Klienten selbst auch bedeutsame Mitglieder des sozialen Systems, z. B. Familiemitglieder, und die daraus resultierenden Strukturveränderungen des Systems zu beachten. Ziel der Therapie ist es, analog einem Übergangsritual die Angliederung an eine neue Struktur, die Struktur II, zu vollziehen.

D. h., der Kern der systemtherapeutischen Arbeit kann mit der Schwellenphase eines Übergangsrituals verglichen werden. Therapie stellt Klienten einen Rahmen zur Verfügung, in dem durch die Einnahme einer Außenperspektive vor dem Hintergrund der individuellen biografischen Entwicklung neue und andere Erlebens-, Erfahrungs- und Handlungsmöglichkeiten durchgespielt und alternative und passendere Erlebensspielräume eröffnet werden können. Kurz: Andere Geschichten können erzählt, erlebt und gelebt werden.

Um dieses Ziel zu erreichen, werden die Problemerzählungen der Klienten zumindest auf drei Ebenen untersucht. Zum einen im Hinblick auf die räumlichen, zeitlichen und sozialen Kontexte, in denen sich das Problemgeschehen vollzieht: wer davon betroffen ist und wer zur Auflösung des Problems beitragen könnte. Entsprechend kann das Setting variabel gestaltet werden: Einzeltherapien sind genau so denkbar wie Paar- und Familientherapien oder Helferkonferenzen. Zum Zweiten auf der Ebene der Erlebens- und Erfahrungshorizonte, die bisher noch nicht in Handlungen umgesetzt wurden.[9] Und zum Dritten auf der Ebene bereits praktizierter Handlungen, die bislang im Erleben der Klienten dissoziiert wurden und so als Lösungsoption nicht wirksam werden konnten.[10] Bisherige Problemerzählungen werden so irritiert, und potenziell wirksame Alternativen und Lösungen werden zur Verfügung gestellt.

Dabei kann der individuellen Biografie und ihrer Verflechtung mit dem jeweiligen familiären Hintergrund Erklärungswert zukommen. Dieser Fokus erlaubt nämlich Hypothesen im Hinblick auf familiäre Loyalitätsmuster, Delegationen und Positionierungen innerhalb der Familie und liefert plausible Hinweise auf anstehende Entwicklungsaufgaben (Stierlin 1978, 1979, 1994; Weber 1993; Hildenbrand 2005).

Wird therapeutische Kommunikation auf diese Art und Weise verstanden, sind mit einer Veränderung zweifellos auch Verunsicherungen und z. T. Ängste verbunden: Das Alte gilt nicht mehr, und das Neue existiert noch nicht. Chancen und Risiken liegen nah beieinander. Diese Phase der Ambivalenz und Unentschiedenheit kann von Klienten als extremer Stress empfunden werden. Das macht von therapeutischer Seite eine emotionale Rahmung notwendig, die sicherheitsspendend genug ist, um sich dem Wagnis von Irritationen und Veränderungen auszusetzen.

Vordringliche Aufgabe der Therapeuten ist es daher, neben irritierenden Kommunikationsangeboten auch behutsam einen Rahmen zu schaffen, der Klienten die Option eröffnet, für ihr Leid Worte zu finden und sich in einem angemessenen Tempo einer therapeutischen Kommunikation anzuvertrauen (Levold 1998; Reddemann 2003). Immerhin gab und gibt es nicht wenige therapeutische Begegnungen und subjektiv erlebte Problemlagen, die Klienten das Sprechen erschweren (Levold 1997; Welter-Enderlin u. Hildenbrand 1996), wie z. B. traumatisierende Erlebnisse in Form massiver psychischer und physischer Gewalt.

Veränderungsprozesse werden folglich durch zwei Faktoren begünstigt: einerseits durch eine therapeutische Praxis, die von Klienten als zuverlässig, wertschätzend, ressourcenorientiert, engagiert und glaubwürdig eingeschätzt wird, und andererseits durch den Mut und die Fähigkeit, die problemstabilisierenden Glaubenssätze und Handlungen der Klienten zu hinterfragen.

2.4 Zur therapeutischen Haltung in der systemischen Therapie

Systemische Therapeuten begleiten Klienten bei ihren zu bewältigenden Übergängen, hinterfragen deren bisherige Überzeugungen im Hinblick auf das Problem, fördern Mehrdeutigkeiten und stellen Wissen, das für eine Angliederung an eine zu (er)findende Struktur II nützlich sein kann, zur Verfügung. Eine neugierige und zugleich respektlose Haltung (Cecchin, Lane u. Ray 1993) der Therapeuten scheint dafür sehr geeignet, eine Haltung, die als „Neutralität" (Selvini Palazzoli et al. 1981) in die Terminologie der systemischen Therapie Eingang gefunden hat.

Drei Ebenen der Neutralität können unterschieden werden: die Ebene der Konstruktneutralität, die Ebene der Beziehungs- oder sozialen Neutralität und die Ebene der Veränderungsneutralität (Retzer 2002).

Konstruktneutralität meint, eine Parteinahme für oder gegen irgendwelche Sichtweisen der Klienten zu unterlassen. Die Unterscheidungen der Klienten werden als gleich gültig betrachtet und sowohl die gezogenen als auch die grundsätzlich möglichen, aber noch nicht gezogenen Konsequenzen besprochen sowie alternative Bewertungen „ins Spiel gebracht".

Beziehungs- oder soziale Neutralität zeigt sich, indem Therapeuten Koalitionsangebote vonseiten der Klienten für oder gegen andere Mitglieder der Familie oder sonstige relevante Personen nicht annehmen. Stattdessen werden hypothetisch die Folgen einer möglichen Koalitionsbildung für die Beteiligten und für die Entwicklung der Symptombildung bzw. ihre Aufrechterhaltung durchgesprochen.

Veränderungsneutralität meint, negative oder positive Bewertungen einer Symptombildung gegenüber genauso zu unterlassen wie Einladungen zum Kontrollieren bzw. zum Bekämpfen eines präsentierten Symptoms auszuschlagen. Stattdessen werden negative und positive Konsequenzen der Symptombildung für die Einzelnen und die Familien besprochen, und es wird auf mögliche Ausnahmen fokussiert.

Um eine neutrale Haltung[11] im Rahmen der therapeutischen Begegnung einzunehmen bzw. zu behalten, müssen Therapeuten eigene liebgewonnene erlebte Erzählungen über sich und den therapeutischen Kontext immer wieder einer irritierenden Kommunikation aussetzen, damit neue Ideen für die therapeutische Praxis entstehen können. Diese entwickeln sich, indem eine Haltung des Nichtwissens (Anderson u. Goolishian 1992) gegenüber den eigenen Glaubenshaltungen und Interpretationen und denen der Klienten eingenommen wird: Alles könnte auch anders sein. Das Ziel therapeutischer Bemühungen besteht darin, den (Übergangs-)Raum für Handlungsoptionen der Klienten zu erweitern, entsprechend der Forderung: „Handle stets so, dass die Anzahl der Wahlmöglichkeiten größer wird" (von Foerster 1988, S. 33).

2.5 Interventionen, Kommentare und Empfehlungen

Neben den auf Verstörung hin angelegten systemtherapeutischen Interviews wurde eine fast unüberschaubare Anzahl interessanter Ideen für den Abschluss einer Sitzung entwickelt (von Schlippe u. Schweitzer 1998). Die Zeit zwischen den Sitzungen sollte für potenzielle Veränderungen genutzt werden (s. Abschnitt 5.1–5.3). Zunächst wurde die Präsentation solcher Ideen als Abschlussintervention bezeichnet. Inzwischen wird eher von Abschlusskommentar bzw. -empfehlung gesprochen, da im Begriff der Intervention zu sehr die Steuerbarkeit und Berechenbarkeit von Klienten mitschwingt. Die Begriffe Kommentar bzw. Empfehlung signalisieren hingegen eher einen Angebotscharakter und eine Offenheit, die Klienten freistellen, ob sie die Anregungen aufgreifen wollen oder nicht. Im Folgenden werden vier zentrale Formen vorgestellt.

2.5.1 Umdeutung oder Reframing

Die erste Form ist die Umdeutung oder das Reframing und stellt den Versuch dar, Klienten eine neue Interpretation ihrer Wirklichkeitskonstruktion anzubieten. Dadurch soll beispielsweise ein von Klienten negativ bewertetes Verhalten als plausibles und nachvollziehbares, manchmal sogar notwendiges und folgerichtiges Handeln interpretiert werden. Ein als unangenehm erlebtes Symptom kann als Hinweis auf eine notwendige Entwicklungsaufgabe gedeutet werden.

2.5.2 Beobachtungsaufgaben

Als Zweites sind die Beobachtungsaufgaben zu nennen, die das Ziel haben, Klienten in ihrer oft ausschließlichen Fokussierung auf das Problemerleben zu defokussieren und alternative, bisher dissoziierte Erlebensinhalte für die Nachfolgesitzung zu nutzen. Folgende Beobachtungsfragestellungen bieten sich an:

- Was soll im Leben der Klienten auch zukünftig so bleiben, wie es ist?
- Was sollte von dem, was im Leben passiert, noch öfter geschehen?
- Wann, wie oft, wie lange, mit wem oder gegen wen taucht das Problem auf, und wann, wie oft, wie lange, mit wem oder gegen wen zeigen sich Ausnahmen? (Zur Verwendung von Diagrammen s. Abschnitt 5.3)
- Wie gelingt es Klienten, die Ausnahmen herzustellen und was können sie tun, um das Problem aufrecht zu erhalten?

2.5.3 Verhaltensaufgaben

Eine dritte Form stellen die Verhaltensaufgaben dar. Sie geben Klienten Ideen an die Hand, mit neuen Handlungen und Verhaltenweisen zu experimentieren und gleichzeitig zu beobachten, welche Wirkung für sie selbst und relevante Bezugspersonen davon ausgeht. Folgende Verhaltensaufgaben bieten sich an:

- Mehr desselben tun: Klienten werden ermuntert, das Problemverhalten und/oder das Ausnahmeverhalten zu verstärken, damit sie die Möglichkeit bekommen, ihren eigenen Einfluss auf die Herstellung des Problemverhaltens und/oder die Ausnahme zu beobachten.
- Etwas unterlassen: Klienten werden eingeladen, ein Verhalten, das sie negativ konnotieren, zu unterdrücken und so Zugang zu vorhandenen Selbstwirksamkeitspotenzialen zu bekommen.
- Etwas Neues erproben: Hier werden Klienten eingeladen, neue Ideen, die in der therapeutischen Sitzung herausgearbeitet wurden, probeweise umzusetzen.

2.5.4 Rituale

Viertens schließlich bietet der Einsatz von Ritualen (Imber-Black, Roberts u. Whiting 1993; Welter-Enderlin u. Hildenbrand 2002) zusätzliche Möglichkeiten für therapeutische Abschlusskommentare:

- Alltagsrituale: Manche Klienten berichten von eher überritualisierten und andere eher von unterritualisierten Alltagsmustern. Im ersten Fall werden spontane Äußerungen zugunsten strenger Regeln unterdrückt, und im zweiten Fall fehlen haltgebende und berechenbare Abläufe. Entsprechend kann bei eher überritualisierten Mustern die Idee einer Lockerung des Regelwerks, bei unterritualisierten Mustern hingegen das Initiieren von rituellen Abläufen wie z. B. die Festlegung von festen Zeiten und Sitzordnungen beim Familienessen, klar definierte Zeiten für die Hausaufgaben, die Einführung von Einschlafritualen für die Kinder nützlich sein.

• Übergangsrituale: Bei diesen Veränderungsvorschlägen besteht das Ziel darin, einen Übergang von Problemzeiten und -räumen hin zu Lösungszeiten und -räumen zu ermöglichen. Solche rituellen Verschreibungen werden sehr genau definiert. So kann eine rituelle Trennung von einem Symbol, das das Problem repräsentiert, z. B. durch Verbrennen, Vergraben oder Versenken erfolgen. In einem zweiten Schritt erfolgt ein Begrüßungsritual für ein Symbol, das für die Ressource steht, die zur Erreichung der Lösung notwendig ist, oder das die Lösung selbst repräsentiert. Dies kann durch das Pflanzen eines Baumes, das Tragen eines speziell ausgesuchten Schmuckstückes usw. geschehen. Themen, bei denen sich Übergangsrituale anbieten sind v. a. kindliche Entwicklungsblockaden (Klein 1996) sowie Trennungs- und Trauerprozesse (van der Hart 1982; Retzer 2004).

3. Erste Einblicke in die Praxis

Im folgenden Kapitel werden sieben zentrale Fokussierungen der systemtherapeutischen Arbeit vorgestellt und an einem Fallbeispiel verdeutlicht.

3.1 Arbeitskontexte: Bezogene Autonomie und autonome Bezogenheit

Therapeuten sollten ihre methodisch-therapeutischen Kompetenzen im Auge haben, aber auch Einflüsse des eigenen Arbeitskontextes auf das professionelle Handeln beachten. Ob Therapeuten in eigener Praxis – mit oder ohne Kassenzulassung – oder als Angestellte in ambulanten oder stationären Einrichtungen beschäftigt sind, hat Auswirkungen auf die Autonomie bezüglich der Methoden- und Zielwahl.

Bei der Analyse des eigenen Arbeitsfeldes unterscheidet man folgende Einflussfaktoren (von Schlippe u. Kriz 1996):

- Klienten: Mit welchen Erwartungen, Wünschen, Hoffnungen und Ängsten erscheinen sie zur Therapie? Welche Erwartungen hat die Organisation ausgelöst, die die Therapie anbietet (z. B. Tendenzbetriebe wie Kirchen)?
- Arbeitgeber: Wie ist die Stelle beschrieben, in der die Therapeuten arbeiten? Gibt es formulierte oder implizite Erwartungen der Vorgesetzten oder der Kollegen? Welchen Einfluss haben die Leitlinien der Organisation auf die Tätigkeit?
- Kostenträger: Welche Erwartungen formuliert der Kostenträger? Gibt es Rahmenverträge mit der Organisation, in

denen die zu erbringende Dienstleistung beschrieben wird? Welche rechtlichen Grundlagen stehen hinter der Dienstleistung? Wie wirken sich die finanziellen Rahmenbedingungen auf die Dienstleistung aus?

- Überweiser: Wer hat die Klienten überwiesen? Welche Erwartungen und welchen Einfluss haben Überweiser auf die Maßnahme?
- Professionelles Selbstverständnis: Welchen Einfluss haben Berufsabschluss bzw. fachspezifische Weiterbildungen auf das therapeutische Handeln?
- Die eigene Biografie: Inwiefern sind Therapeuten von Themen der Klienten selbst betroffen? Wird die therapeutische Arbeit durch eigene biografische Erfahrungen eher gefördert oder eher behindert?

Durch eine Analyse des eigenen Arbeitskontextes kann bereits vor dem ersten persönlichen Kontakt mit Klienten definiert werden, was diese erwarten können und was nicht (Prior 2006).

Der erste Kontakt zwischen dem 49-jährigen Herrn Meier und einer Suchtambulanz kam zustande, nachdem ein Sachbearbeiter des Arbeitsamtes für Herrn Meier bei der Landesversicherungsanstalt (LVA) einen Antrag auf stationäre Rehabilitation gestellt hatte. Die LVA fragte die Ambulanz schriftlich um Abklärung der Motivation bezüglich einer Alkoholentwöhnungstherapie an. Die Ambulanz wird aus öffentlichen Mitteln finanziert. Es existieren keine Auflagen in Bezug auf methodische Vorgehensweisen. Dadurch gibt es keine finanzielle Verbindung zwischen Ambulanz und LVA. Entsprechend existiert auch keine Weisungsbefugnis seitens der LVA.

Auf der Basis eines öffentlichen Versorgungsauftrages für die Bereiche Clearing, ambulante Beratung und Therapie sowie Vermittlung in stationäre Therapie wurde der Klient brieflich zu einem ersten Gespräch eingeladen. Die Einladung informierte über den Wunsch der LVA bezüglich der Motivationsabklärung, betonte aber auch die Wahlfreiheit des Klienten, ob er sich für eine – und gegebenenfalls für welche – Maßnahme entscheiden werde, und verwies zuletzt auf die Schweigepflicht des Therapeuten. (Fortsetzung folgt.)

3.2 Auftragskonstruktion: Wer möchte was, wann, wie oft, wie lange, von wem, wofür?

In der Regel wird zu Beginn einer Therapie, beim Übergang von der Struktur I zur Schwellenphase, bereits deutlich, ob die Hilfe von Klienten selber erwünscht, durch Familienmitglieder initiiert oder durch Organisationen oder Institutionen in Gang gesetzt wurde. Da an diesem Punkt die Bedingungen des therapeutischen Arbeitskontextes auf die Bedingungen des Überweisungskontextes der Klienten treffen, erfolgt eine Auftragskonstruktion (Loth 1999) immer auf der Grundlage der Arbeitsbedingungen der Therapeuten.

Idealtypisch lassen sich vier Schritte für die Auftragskonstruktion benennen: Zunächst beginnt sie mit der Befragung zum Anlass für die Kontaktaufnahme. Überwiegend handelt es sich dabei um Probleme, die von irgendjemandem definiert wurden. Insofern ist es wichtig zu erfragen, wer das Problem in welchen Situationen festgestellt hat. Sollten Klienten die Probleme selbst bemerkt haben, ist es wichtig, pauschal wirkende Formulierungen des Anlasses konkretisieren zu lassen. Schildern Klienten die Situation als „bedrückend", so ist es nützlich zu fragen, woran und in welchen Situationen sie das sie Bedrückende merken. Immerhin verbinden unterschiedliche Menschen mit pauschalen Aussagen sehr unterschiedliche Vorstellungen.

Der zweite Schritt betrifft das Herausarbeiten eines Anliegens. Haben Klienten Vorstellungen, wie ein Leben ohne das Problem aussieht, was am Ende der Beratung erreicht sein soll und woran sie merken können, dass die Therapiesitzungen für sie hilfreich waren? Diese Ziele sollten positiv und konkret formuliert werden. Beantworten Klienten die Frage nach dem Anliegen mit dem Satz: „Die Lösung wäre, dass ich nicht mehr trinke", empfiehlt sich die Rückfrage: „Was würden Sie stattdessen tun?" Wenn Klienten wissen, was sie nicht wollen, bedeutet dies noch lange nicht, dass eine Vorstellung von einer Alternative existiert. Ohne Vorstellung von einer Alternative ist es aber schwer, Wege zur Veränderung zu planen.

Der dritte Schritt besteht im Aushandeln eines Auftrages. Hier werden Klienten über Ihre Vorstellungen in Bezug auf die Beiträge der Therapeuten am Veränderungsprozess befragt. Falls Klienten keine Vorstellungen davon haben, können Therapeuten selbst ihre Rolle und Art der Therapie definieren. Sie machen den Klienten ein Angebot und stimmen mit ihnen ab, ob dies für sie hilfreich sein könnte. Wenn Klienten klare Vorstellungen von den Hilfsmaßnahmen haben, sollten Therapeuten im vierten Schritt die Stimmigkeit der Vorstellungen überprüfen. Der Auftrag muss nicht nur für Klienten, sondern auch für Therapeuten stimmig sein. Erst jetzt besteht eine Auftragskonstruktion, die – je nach Verlauf der Therapie – einer erneuten Überprüfung unterzogen werden kann.

In der praktischen Arbeit kann sich die Auftragsgestaltung durchaus abweichend von der Idealbeschreibung entwickeln.

Herr Meier erschien pünktlich zu dem angebotenen Termin. Er beantwortete alle Fragen freundlich, bot aber als Gesprächsthemen seine vielfältigen körperlichen Beschwerden an. Als der Therapeut die von Herrn Meier beantragte stationäre Alkoholismusbehandlung ansprach, betonte dieser mit Nachdruck, keine solche Maßnahme, sondern eine orthopädische Kur beantragt zu haben, die er aber im Grunde genommen auch nicht wolle. Den Antrag habe er unterschrieben, weil ein Sachbearbeiter vom Arbeitsamt ihm dies empfohlen habe.

Seit längerer Zeit trinke er kaum noch Alkohol, sondern überwiegend Wasser, da er sich als Langzeitarbeitsloser Alkohol nicht mehr leisten könne. Seine Schilderung passte nicht zu seinem äußeren Erscheinungsbild. Dieses wies auf ein problematisches Trinkverhalten hin: Er wirkte hager und deutlich vorgealtert, hatte erhebliche Probleme, Treppen zu steigen, klagte über Luftnot, hatte eine deutliche „Alkoholfahne", und seine Hände zitterten, was auf Entzugserscheinungen schließen ließ.

Im weiteren Gesprächsverlauf erklärte er, dass er aufgrund einer akuten Erkrankung den Einladungsbrief zum Gespräch noch gar nicht aus dem Briefkasten geholt und von dem Gesprächstermin erst über einen Telefonanruf bei der Sekretärin der Ambulanz erfahren hatte. Ein Vergleich des LVA-Briefes an den Klienten mit dem LVA-Brief an die Ambulanz ergab, dass tatsächlich von zwei verschiedenen Maßnahmen die Rede war. In einem Brief ging es um eine stationäre Alkoholismustherapie, im anderen um eine nicht näher definierte Reha-Behandlung.

Der Therapeut sprach die inhaltliche Diskrepanz der beiden Briefe an und informierte Herrn Meier darüber, dass die Einladung zum Gespräch wegen einer ihm unterstellten Alkoholproblematik seitens der LVA erfolgt sei. Eine andere Information liege der Ambulanz nicht vor. Herr Meier wies ein Alkoholproblem vehement von sich. Fragen, wie die Gutachter der LVA auf diese Idee gekommen sein könnten, wurden von Herrn Meier mit dem Hinweis auf eventuell eingesehene Krankenakten beantwortet. Er konnte sich jedoch nicht erklären, wieso man anhand seiner Blutwerte auf eine wie auch immer geartete Alkoholproblematik schließen konnte. Eine vollständige Auftragskonstruktion war in diesem ersten Kontakt nicht herstellbar. Der Anlass war ein Reha-Antrag, dessen Zustandekommen nach wie vor Rätsel aufgab. Das Anliegen des Klienten bestand, wenn überhaupt, in einer orthopädischen Behandlung, und beides hatte nichts mit der Instruktion durch die LVA und dem daraus resultierenden Anliegen des Therapeuten der Ambulanz zu tun. (Fortsetzung folgt.)

3.3 Klienten-Therapeuten-Beziehungen: Kunden, Klagende und Besucher

Im Rahmen der Auftragsgestaltung ist eine Reflexion der Muster der Interaktion zwischen Klienten und Therapeuten nützlich. Eine Differenzierung nach Kunden-, Klagenden- und Besucherinteraktionen (Berg u. Miller 1993) hat sich dabei als zweckmäßig erwiesen.

Interaktionen nach dem Typus Kunde zeichnen sich durch eine gute Kooperation zwischen den Klienten und den Therapeuten aus. Die Beschwerden werden präzise dargestellt, und die Klienten signalisieren Bereitschaft, einen aktiven Beitrag zu Veränderungen zu leisten.

In Interaktionen nach dem Typus Klagende werden die Beschwerden präzise beschrieben, allerdings sehen Klienten keine Möglichkeit, aktiv Einfluss auf sie zu nehmen. Sie leiden, sehen Lösungspotenzial allerdings nur bei anderen.

Bei Interaktionen nach dem Typus Besucher schließlich werden keine Beschwerden vorgebracht, weil die Klienten kein Problem sehen. Es sind bedeutungsvolle Dritte, die das Problem definieren und deshalb Klienten zur Therapie schicken.

Diese Unterscheidungen sind als flexible Konstrukte zu verstehen, bei denen Übergänge von Besucherinteraktionen zu Klagenden- bzw. Kundeninteraktionen und umgekehrt denkbar sind. Ob und in welche Richtung Transformationen entstehen, hängt entscheidend von den kommunikativen Beiträgen der Therapeuten ab.

Im weiteren Gesprächsverlauf entschied sich der Therapeut, mit Herrn Meier weder über ein von der LVA diagnostiziertes Alkoholproblem zu sprechen noch ein konfrontatives Vorgehen im Hinblick auf eine wahrscheinliche Suchtproblematik zu wählen. Stattdessen sprach er mit Herrn Meier über das, worüber dieser reden wollte: seinen Körper und dessen Krankheiten. Die therapeutische Intention war, ein emotionales Klima zu schaffen, in dem eine kooperative Haltung des Klienten gefördert werden konnte. Immerhin war er zu dem Gespräch erschienen und damit im Hinblick auf eine mögliche Hilfe nicht völlig ambivalenzfrei. Allerdings war unklar, welche Art der Hilfe er als nützlich zu akzeptieren bereit war. Jedenfalls sollte eine Transformation der Therapeuten-Klienten-Beziehung vom Besuchertyp zum Kundentyp begünstigt werden.

Herr Meier erzählte von einer Platinplatte, deren Implantation vor zwei Jahren notwendig geworden war, nachdem er als Fußgänger von einem Auto erfasst worden war. Weiterhin berichtete er von vier erfolglosen Operationen am Knie, den daraus resultierenden Beschwerden beim Gehen und starken Rückenschmerzen, die sich aufgrund eines kürzeren Beines eingestellt hätten. Schließlich erzählte er noch von der Entfernung eines Lungenflügels, vermutlich eine Folge seiner Tätigkeit als Hilfsarbeiter in einer Dachdeckerei in den 70er und 80er Jahren. Damals verarbeitete er asbesthaltige Eternitplatten mit der Kreissäge ohne entsprechenden Arbeitsschutz. Nach der Lungenoperation habe er sechs Monate in einer Lungenheilstätte verbringen müssen, und es sei unklar gewesen, ob er je wieder gesund werde. (Fortsetzung folgt.)

3.4 Die Balance von Problem und Lösung: Vom Guten des Schlechten – vom Schlechten des Guten

Beim systemtherapeutischen Prozess der Auftragsgestaltung wird die innere Ambivalenz der Klienten i. S. einer Problem-Lösungs-Balance beachtet: Sowohl die Befragung der Vor- und Nachteile des Problems bzw. einer Nichtveränderung als auch die der Vor- und Nachteile der Lösung sind eine notwendige Voraussetzung zum Erreichen passender Ziele (Klein 2005). Dieses Vorgehen bringt einerseits eine Anerkennung des Leidens und den Respekt vor dem Wunsch nach Veränderung zum Ausdruck. Andererseits werden bisherige (fehlgeschlagene) Lösungsversuche gewürdigt, während gleichzeitige Verunsicherungen oder mögliche unerwünschte Nebenwirkungen in Bezug auf eine Veränderung fokussiert werden. Dieses Ambivalenzmanagement kann für die Schwellenphase als typisch angesehen werden.

Herr Meier entspannte sich während dieser Gesprächspassage. Seine zunehmenden Entzugssymptome versuchte er durch möglichst kontrollierte Bewegungen zu kaschieren. Dennoch blieb er im Gespräch konzentriert. Er erzählte, dass er vor vielen Jahren verheiratet war. Die enge Bindung seiner Frau an ihre Mutter habe seine Zukunftspläne vereitelt. Ein Auszug aus der Wohnung seiner Schwiegereltern sei von seiner Frau immer wieder hinausgezögert worden. Im zeitlichen Zusammenhang mit der Scheidung vor etwa 23 Jahren habe er so getrunken, dass er morgens gezittert habe. V. a. unter der Trennung von seinem damals zweijährigen Sohn habe er sehr gelitten. Zuletzt habe er den inzwischen 25-jährigen Sohn vor etwa 20 Jahren gesehen.

In seiner Herkunftsfamilie sei er oft und brutal geschlagen worden, v. a. von seiner Mutter. Er sei in einer Familie mit elf Kindern groß geworden. Die Familie habe in ärmlichen Verhältnissen in einem sozialen Brennpunkt gelebt. Daher habe er für sich und seine eigene Familie ganz andere Ideen und Vorstellungen gehabt – was jedoch gescheitert sei. Das Trinken sei ein gewisser Trost für den Schmerz über den Zusammenbruch seines Lebensentwurfs gewesen. Im Rahmen der vielen Krankenhausaufenthalte habe er damals das Trinken reduziert.

Eine Beziehung mit einer verheirateten Frau sei vor ca. zwei Jahren in die Brüche gegangen. Seither lebe er alleine. Kontakte zu seiner Herkunftsfamilie seien auf Zufallsbegegnungen begrenzt. Aufgrund der vielfältigen Erkrankungen und Einschränkungen sei er seit sieben Jahren arbeitslos und rechne auch nicht mehr damit, dass ihm noch eine für ihn passende Arbeit angeboten werde.

Einiges deutete darauf hin, dass Herr Meier sich mit seiner gegenwärtigen Lebenspraxis Trost spendete und sich davor bewahrte, einen neuen, nichtsüchtigen Entwurf zu wagen, dessen Erfolg unkalkulierbar war. Gleichzeitig attackierte er mit dieser Lösung seine körperliche Gesundheit.

Das emotionale Klima des Gesprächs hatte sich zu diesem Zeitpunkt deutlich verbessert. Herr Meier erklärte, er könne sich weitere Gespräche in der Ambulanz vorstellen. Eine stationäre Maßnahme, welcher Art auch immer, lehnte er jedoch weiterhin ab. (Fortsetzung folgt.)

3.5 Öffnende und schließende Angebote: Erhöhung und Reduzierung von Komplexität

Wird eine Problemlage von Klienten als eindeutig erlebt, ist es für den therapeutischen Prozess hilfreich, öffnende Angebote zu machen. Diese führen zusätzliche Beschreibungen, Bewertungen und Erklärungen bezüglich des Problems ein, lassen Ambivalenzen entstehen und ermöglichen Affektdistanz. So kann die Anregung zur Beobachtung des eigenen problematischen Verhaltens und der damit verbundenen körperlichen Reaktionen bereits eine öffnende Wirkung haben. Auch liefern Beobachtungen der Aktionen und Reaktionen von Familienmitgliedern, bezogen auf das problematische Verhalten, zusätzliche potenziell öffnende Informationen. Ebenso kann der Hinweis, auf alles zu achten, was bleiben soll, wie es ist, diese Wirkung entfalten, indem bislang dissoziiertes Erleben assoziiert und ein Blick auf vorhandene Ressourcen möglich werden.

An diesem Punkt des Gesprächs wurden die angesprochenen Themen vom Therapeuten zusammengefasst: Der Klient habe ernst zu nehmende körperliche Probleme. Die Lunge sei stark beeinträchtigt, das Knie nicht mehr belastbar, der Rücken dauerhaft geschädigt, die Halswirbelsäule verursache Kopfschmerzen. Seine Scheidung habe ihn sehr getroffen, und er habe seinen Sohn 20 Jahre nicht mehr gesehen.

Andererseits habe er während seiner Lungenerkrankung das Rauchen von 80 Zigaretten auf null reduziert und rauche zurzeit etwa 15 bis 20 Zigaretten täglich. Auch seinen Alkoholkonsum habe er gegenüber der Zeit vor einigen Jahren, da er stark getrunken habe, deutlich einschränken können.

Er habe seine Offenheit für weitere ambulante Gespräch gezeigt, lehne stationäre Maßnahmen jedoch strikt ab.

Es komme nun darauf an, welche Maßnahme für seine Zwecke hilfreich sei. Dazu sei es zunächst wichtig, dass er sich auf das konzentriere, was ihm am wichtigsten sei: sein Körper. Er könne bis zur nächsten Sitzung einfach einmal beobachten, ob er so rauche, wie er glaube, dass es für seinen Körper gut sei. Ob er eher zu viel, zu wenig oder die richtige Menge rauche. Ob er aus Sicht seines Körpers eher zu viel, zu wenig oder genau richtig trinke. Ob er insgesamt genügend, zu viel oder eher zu wenig auf seinen Körper achte. (Fortsetzung folgt.)

Ist eine Problemlage hingegen durch zu hohe Komplexität gekennzeichnet, sollten schließende Aspekte eingeführt werden. Dieses Vorgehen fördert eine Affektnähe gerade durch eindeutige therapeutische Bewertungen (Retzer 2002). Es werden Themen der Endlichkeit, des Unumstößlichen in den Blick gerückt, die mit dem Leiden der Klienten in Verbindung stehen könnten. Methodisch kann dies durch präzise Handlungsanweisungen wie z. B. in Form von Ritualen (van der Hart 1982; Imber-Black, Roberts u. Whiting 1993; Welter-Enderlin u. Hildenbrand 2002) erreicht werden.

Neben der gesprochenen Sprache können auch szenische Verfahren schließende Elemente des therapeutischen Arbeitens repräsentieren. Sie bereichern und irritieren die Problemerzählung durch neue Perspektiven, bieten alternative Lösungen an und fördern so Neuerzählungen der eigenen Geschichte (s. Abschnitt 5.3).

In therapeutischen Gesprächen können je nach emotionaler Dynamik komplexitätserhöhende und -reduzierende Angebote dicht beieinanderliegen. So können, wie dies im Beispiel deutlich wird, öffnende Aspekte die Vorstufe zu schließenden Aspekten darstellen. Auch der umgekehrte Vorgang ist möglich.

Nachdem die Beobachtungsaufgabe vorgeschlagen worden war, meinte Herr Meier, er wolle ohnehin nur 50 Jahre alt werden. Das werde er in sieben Monaten. Auf die Frage, ob er denn 50 Jahre alt werde, wenn er mit seinem Körper so umgehe, wie er es die letzten Jahre gemacht habe, antwortete er, er mache das schon alles richtig. 50 Jahre alt zu werden sei immer sein Ziel gewesen. Er wirkte in dieser Passage sehr energisch und wiederholte, es sei für ihn ein wichtiges Ziel, 50 Jahre alt zu werden, „und wenn es auf Krücken" sei. Was danach komme, sei ihm egal.

Das Gespräch bekam plötzlich ein anderes Tempo und wurde deutlich emotionaler. Der Therapeut sagte ihm, die Aussage in Bezug auf sein Ziel sei interessant. Es gebe Menschen, die 100 Jahre alt werden wollten, er hingegen wolle 50 Jahre alt werden. Unmittelbar danach erwähnte der Klient, vor drei Monaten sei sein „Brüderchen" gestorben, mit 45 Jahren. Der Grund sei ihm unbekannt. Herr Meier war sehr berührt davon und weinte auch kaum bemerkbar. Um ihn davor zu schützen, sich zu schämen, hielt der Therapeut das Gespräch möglichst sachlich und ließ damit die affektive Berührung ganz beim Klienten. Dieser vereinbarte einen Termin für ein weiteres Gespräch. (Fortsetzung folgt.)

3.6 Der Einfluss Dritter: Helfen und Fürsorge

Eine geschilderte Problemlage verweist immer auch auf Kontextbedingungen eines spezifischen Problemsystems. An einem Problemsystem haben auch die Beiträge der Angehörigen, aber ebenso die der professionellen Helfer ihren Anteil. Wenn Dienstleistungen von Klienten selbst gewünscht werden, also freiwillig in Anspruch genommen werden, spricht man von Helfen. Wenn andere sie veranlasst haben, sie also fremdmotiviert sind, spricht man von Fürsorge (Ludewig 2005). Durch Dritte veranlasste Fürsorge kann genauso in freiwillige Hilfe überführt werden wie Hilfe in Fürsorge.

Sowohl Fürsorge als auch Hilfe können in vier Hilfearten differenziert werden:

- Anleitung: Klienten erhalten Lernangebote, die sie zur Bewältigung ihrer Probleme benötigen.
- Begleitung: Klienten werden kompensatorisch unterstützt, damit sie unabänderliche Probleme (Restriktionen) besser ertragen können.
- Beratung: Klienten erhalten bei vorübergehenden Problemen Angebote, mit deren Hilfe sie erneut Zugang zu eigenen Problemlösungsstrategien und Ressourcen bekommen.
- Therapie: Klienten mit veränderbaren Problemen werden Hilfen zur Auflösung der Probleme angeboten.

Die Entscheidung, wann welche Hilfeform bzw. welche Kombination am ehesten zieldienlich ist, bedarf der Kompetenz der Therapeuten. Je nach Struktur des jeweiligen Problemsystems können auch bedeutsame Dritte Einfluss auf diese Entscheidungen nehmen.

Herr Meier reduzierte seinen Alkoholkonsum in der Folge deutlich. Dennoch bestand die LVA auf einer stationären Therapie.

Herrn Meiers Entscheidung für eine ambulante Therapie wurde mit der Streichung seiner Arbeitslosenunterstützung beantwortet. Obwohl er bereits eine innere Umorientierung vorgenommen hatte, indem er als „Kunde" die ambulante Therapie als „Hilfe" nutzte, bestand die LVA auf ihrer ursprünglichen Sichtweise i. S. einer verordneten „Fürsorge".

So unter finanziellen Druck gesetzt, nahm Herr Meier die stationäre Maßnahme an, ohne sich jedoch dabei sonderlich zu engagieren, was bei dem Therapeuten der stationären Einrichtung einen gewissen Missmut, gekoppelt mit einer negativen Prognose, nach sich zog. Nach Abschluss der stationären Therapie nahm Herr Meier erneut Kontakt mit der Ambulanz auf. (Fortsetzung folgt.)

3.7 Ressourcenorientierung:
Vorhandene und (noch) nicht genutzte Kräfte

Im Gegensatz zum Übergangsritual in traditionsorientierten Gesellschaften kann im Rahmen eines Therapieprozesses die zukünftige Struktur II nicht als bereits gegeben angesehen werden. Klienten bietet die Struktur I keine Lösungsoptionen mehr, und die neue Struktur II entwickelt sich meist erst während des therapeutischen Prozesses bzw. parallel zu ihm.

Die dadurch bedingte Verunsicherung kann mit einem Blick auf potenziell vorhandene Ressourcen gemildert und damit die Hoffnung auf eine erfolgreiche Bewältigung der therapeutischen Herausforderung genährt werden. Im Hinblick auf therapeutisch relevante Themen und im Hinblick auf den Entwurf zukunftsgestaltender Visionen ist es wichtig, auf vorhandene und genutzte, auf vorhandene und (noch) nicht genutzte und auf vorhandene und nicht mehr genutzte Ressourcen zu fokussieren.

Herr Meier erschien zum ersten Gespräch nach der stationären Maßnahme. Er sei inzwischen 50 Jahre alt geworden. An seinem Geburtstag habe er an das erste gemeinsame Gespräch denken müssen, in dem es u. a. um seine Lebenserwartung gegangen sei. Er hatte tatsächlich Krücken dabei. Er habe sich einer erneuten Knieoperation unterziehen müssen und sei daher auf diese Gehhilfen angewiesen. Auch habe er 7 kg Gewicht zugenommen.

In der Folge erschien er regelmäßig zu den vereinbarten therapeutischen Gesprächen. Er lebte abstinent und bekam eine völlig neue Rolle in seiner Familie: Während der Therapie nahm seine älteste Schwester Kontakt mit ihm auf, und ein Neffe bot ihm an, die Wohnung zu renovieren. Dieses Angebot nahm er an. Danach kaufte er sich ein neues Bett und einen neuen Schrank. Etwas später besuchte ihn täglich vormittags seine zweite Schwester nach ihrer Arbeit als Putzfrau. Er kaufte ihr täglich ein süßes Teilchen und bereitete das Frühstück vor. Einige Wochen später wurde ein weiterer Bruder arbeitslos und schloss sich dem Frühstücksritual an. Sechs Monate später erlitt seine Mutter einen Schlaganfall und wurde zum Pflegefall mit einer dauerhaften Heimunterbringung. Seither kam auch der Vater zum gemeinsamen Frühstück. Parallel zu diesen Veranderungen – Herr Meier lebte weiterhin abstinent – erfüllte es ihn mit Stolz, besser mit Geld umgehen zu können. So war es ihm möglich, gelegentlich seinen Geschwistern und dem Neffen in Notsituationen finanziell etwas unter die Arme zu greifen.

Der Klient hatte seine vielfältigen Fähigkeiten aus ganz unterschiedlichen Lebenserfahrungen genutzt: die Fähigkeit, schwierige Situationen, wie etwa Gewalterfahrungen in der Familie, zu überstehen; die Durchsetzungsfähigkeit, die er mit den zehn Geschwistern und gegen sie und im sozialen Brennpunkt entwickeln musste; die Vision eines familiären Zusammenhalts und eines Familienlebens, das ihn mit Stolz erfüllt und ihm einen guten Platz zuordnet.

Im Rahmen der weiteren Gespräche erzählte er, sein im ersten Gespräch erwähntes „Brüderchen" sei Alkoholiker gewesen und im Vorjahr an den Folgen des Alkoholkonsums gestorben.

Herr Meier entwickelte für sich ein tägliches Programm aus Frühstück für die Familie, Aufräumen der Wohnung, Spaziergang, Einkauf und bewertete seine Entwicklung im Rahmen eines Bilanzgesprächs als einen völlig neuen Lebensabschnitt. Dieser sei dadurch gekennzeichnet, dass er nun die gesamte Verantwortung für sein Leben selber übernommen habe und noch nie so gut mit den Anforderungen des Lebens zurechtgekommen sei. Diese Effekte seien durchweg positiv.

Nach diesen ersten Einblicken in die Praxis stellt sich die Frage, auf welche Weise Therapeuten sich selbst steuern, welche Beobachtungs- und Unterscheidungskriterien sie anlegen, um professionell handeln zu können. Dies wird Kernstück des nächsten Kapitels sein.

4. Zur therapeutischen Selbststeuerung: Vom Driften und Navigieren

Therapeuten und Berater sind in der Begegnung mit Klienten aufgefordert, einen Unterschied zur Alltagskommunikation herzustellen. Was jeweils Neuigkeitswert besitzt, kann von Klient zu Klient sehr unterschiedlich sein. So kann beispielsweise im einen Fall alleine die Bestätigung einer Klientenerzählung therapeutische Effekte erzielen, während dies in einem anderen Stillstand bedeuten würde. Es geht also nicht allein darum, unterschiedliche therapeutische Techniken zu kennen, sondern zugleich über die Fähigkeit zu verfügen, sie zum jeweils geeigneten Zeitpunkt einzusetzen. Damit Therapeuten abschätzen können, welche Beiträge wann sinnvoll sein können, benötigen sie „metatheoretische Konzepte" der Selbststeuerung (Schmid 2003) zum Einsatz der Techniken.

Therapeuten müssen parallel äußeren und inneren Dialogen folgen (Deissler 1988). Im äußeren Dialog sind sie damit beschäftigt, das Gespräch aufrechtzuerhalten und die „Kognitions-Emotions-Verhaltensmuster" der Klienten (Haken u. Schiepek 2006) zu verstehen. Im inneren Dialog fragen sie sich, ob sie Klienten einfach sprechen lassen, die Erzählung durch interessiertes Nachfragen in Gang halten oder aufgrund eigener Hypothesen aktiv eingreifen sollten. Dabei ist zu beachten, dass ein therapeutisches Gespräch keinem vorher festgelegten Plan folgt, sondern Klienten permanent mit ihren Beiträgen den Verlauf eines Gesprächs und damit auch die inneren Prozesse und kommunikativen Beiträge der Therapeuten beeinflussen.

Das nachfolgende Modell bietet Therapeuten drei Kategorien, mit denen sie sich in der Komplexität therapeutischer Gespräche orientieren und steuern können: Zuhören, Fokussieren und Positionieren.

4.1 Zuhören

Manchmal finden Klienten in einer Therapiesituation erstmals Worte für bestimmte Erlebnisse oder Gedanken. In diesen Situationen können der dargebotene Sprachraum und die nicht zensierende Haltung der Therapeuten die entscheidende Hilfe darstellen. Beim Zuhören sind Therapeuten gefordert, das Gesagte aufmerksam und mit Interesse zu begleiten. Eigene hypothesengeleitete Fragen, mit denen ergänzende Wegweiser aufgestellt oder gar Bewertungen seitens des Therapeuten vorgenommen würden, könnten diesen Prozess eher stören.

4.1.1 Achtsames Zuhören

Für eine optimale Gestaltung des achtsamen Zuhörens gibt es bereits Empfehlungen aus verschiedenen Therapieschulen: zugewandt sein, Blickkontakt halten, sich stimmig auf das Sprechtempo, die Sprachmelodie, die Körperhaltung des Klienten beziehen und Verständnis zeigen, indem man die Schlüsselworte aufgreift oder emotional besonders Bedeutsames heraushebt.

Gründe für das achtsame Zuhören können der Respekt vor der Bedeutung der Themen sein, die Klienten ansprechen. So benötigen seelisch besonders bewegende Erzählungen vom Tod eines nahen Menschen oder von einem Geheimnis oder z. B. aus der Kindheit zunächst einen Sprachraum ohne jeden Kommentar. Alleine die Tatsache, dass etwas bislang nicht Erzähltes eine Erzählform bekommt und eine bisher innere Realität zu einer sozialen Realität wird, stellt bereits eine wertvolle Unterschiedsbildung dar.

4.1.2 Interessiertes Nachfragen

Bei diesem Vorgehen hören Therapeuten nicht nur zu. Vielmehr stellen sie Rückfragen zu dem, was sie noch nicht verstanden haben. Sie bleiben dabei im Bereich der Beschreibungen, Erklärungen und Bewertungen der Klienten und geben selbst keine Stellungnahme ab.

Dieses Vorgehen empfiehlt sich, wenn die Erzählung der Klienten nicht in Gang zu kommen scheint, die Klienten keine Vorerfahrung mit therapeutischen Situationen haben oder es ihnen fremd ist, mit einer unbekannten Person persönliche Themen zu besprechen. Auch von Scham- und/oder Schuldgefühlen begleitete Erzählungen benötigen u. U. ein interessiertes Nachfragen.

Eine 42-jährige Klientin berichtet von massiven Schuldgefühlen. Sie hatte in ihrer Kindheit bei ihrer Tante Geld entwendet, woraufhin es zwischen der Familie der Tante und ihren Eltern zu massiven Vorwürfen und Zerwürfnissen kam, weil die Tante die Mutter der Klientin als Diebin beschuldigte. Die Klientin hatte damals nicht gewagt, sich zu offenbaren. Die Schuldgefühle ließen sie nicht los, obwohl bereits Jahrzehnte vergangen waren. Die Fragen des Therapeuten danach, wie die familiäre Situation damals war, was an der Szene so belastend ist, wie sie das Ganze damals erlebt hat, wie sie es heute erlebt, wie es ihr gelungen ist, dennoch andere Haltungen einzunehmen – all das half ihr, ihre Geschichte zunehmend aus dem Erleben einer erwachsenen Frau zu erzählen. In dieser Situation nur aufmerksam schweigend zuzuhören hätte bei der Klientin Fantasien dahin gehend wachrufen können, dass der Berater die Tat möglicherweise ebenso verurteilt, wie sie es in ihrer kindlichen Vorstellung von ihren Eltern angenommen hatte. Durch die Rückfragen schwand das Schamgefühl der Klientin, und die Unterscheidung zwischen dem Erleben des kleinen Mädchens und den möglichen anderen Sichtweisen der heute erwachsenen Frau, die für die weitere Beratungsarbeit wichtig war, konnte so vorbereitet werden.

4.1.3 Aktives Infragestellen

Bei dieser Variante gehen Therapeuten in eine Haltung des Nichtverstehens bzw. des Sichwunderns. Sie fragen sich und die Klienten: Warum erzählen Sie diese ihre Geschichte so und nicht anders? Warum bewerten und erklären Sie sie auf diese Art?

Klienten werden dadurch angeregt zu hinterfragen, ob ihre bisherige Erzählung der eigenen Geschichte so sein muss oder ob es auch andere Erzählformen geben könnte. Therapeuten sollten in einem Zustand höchster Aufmerksamkeit sein, um die Verbindungsglieder der Erzählkette der Klienten aufzuspüren, da sich an diesen Zwischenstücken ein Hinterfragen lohnen könnte.

Das aktive Infragestellen empfiehlt sich bei Klienten, die ihre Leidensgeschichte schon oft erzählt haben und bei denen das Wiederholen dieser Geschichte ein konstitutives Element der Probleminszenierung darstellt.

Für Therapeuten stellt es in diesem Falle eine Herausforderung dar, trotz der kritischen Haltung den Erzählungen gegenüber den guten Kontakt zum Klienten nicht zu verlieren. Dies kann beispielsweise gelingen, indem sie auf der verbalen Ebene eine kritische, auf der nonverbalen Ebene eine zugewandte Seite zeigen (Farrelly u. Brandsma 1986). Sie sind gleichsam respektvoll gegenüber den Menschen und respektlos gegenüber ihren Erzählungen (Cecchin, Lane u. Ray 1993).

Ein 37-jähriger Klient berichtet, er habe bislang beruflich in seinem Leben kaum Fuß gefasst. Er hat eine Hochschulausbildung als Filmemacher absolviert, sogar Preise gewonnen, der Einstieg in ein Anstellungsverhältnis oder in eine solide Auftragssituation ist ihm dennoch nicht geglückt. Über Jahre hat er sich mit verschiedenen kleinen Jobs über Wasser gehalten. Wenn er einmal ein Anstellungsverhältnis oder einen lukrativen Auftrag erhalten hatte, überwarf er sich nach kürzester Zeit mit dem Vorgesetzten bzw. Auftraggeber und kündigte bzw. verließ die Arbeitsstelle. Momentan sitzt er an einem Manuskript für einen Roman, das allerdings auch nicht zu einem Ende kommen will. Er erzählt seine Lebensgeschichte wie ein Drehbuch. Die gesellschaftlichen Verhältnisse, ausbeuterische Geschäftsleute, unfähige Kollegen und Chefs seien die Ursache für seine Lebenssituation. Zunehmend beginnt der Berater, Zwischenfragen zu stellen, erkundigt sich nach den Berufschancen in jenem Bereich, nach den beruflichen Entwicklungen der Kollegen, nach der Sichtweise der Lebenspartnerin, der Haltung der Eltern gegenüber dem gewählten Beruf. Durch Rückfragen und aktives Infragestellen soll die schon häufig anderen und sich selbst erzählte Geschichte des Klienten ins Stocken geraten und irritiert werden. Am Ende der ersten Sitzung wird die Frage aufgeworfen, wie es der Klient trotz seiner umfassenden Kompetenzen bislang geschafft hat, seinen beruflichen Erfolg zu verhindern – eine Frage, die er sich so bislang noch nicht gestellt hatte.

4.2 Fokussieren

Oft reicht Zuhören nicht aus. Manche Klienten wünschen sich von Therapeuten, auf neue Zusammenhänge oder bisher übersehene Lösungswege hingewiesen zu werden. Therapeuten gehen dann in innere Suchprozesse und fragen sich, warum Klienten ihre Probleme auf diese Weise empfinden und welche neue Sichtweisen möglicherweise hilfreich sein könnten. Drei Fokussierungsebenen können dabei unterschieden werden:

- die aktuelle Bühne, auf der die soziale Wirklichkeit des Klienten beleuchtet wird, in die das Problem und die hilfreichen sowie die bislang erfolglosen Lösungsversuche eingebettet sind

- die Hintergrundbühne, die darauf verweist, dass durch das aktuelle Problem frühere Erfahrungen und Erlebensmuster der Klienten ins Schwingen geraten sind, die beim Finden hilfreicher neuer Lösungsversuche hinderlich sind
- die Lösungsbühne, die dazu dient, auf bereits erfolgreiche Strategien der Klienten im Umgang mit dem Problem zu fokussieren (Prior 2006) und neue Lösungsmöglichkeiten anzustreben, die bislang noch nicht ausreichend genutzt wurden.

Bei diesen drei Fokussierungsebenen können wiederum zwei Dimensionen unterschieden werden:

- Die äußere Welt, also das soziale System: Wie sprechen Klienten mit anderen Menschen über ihre Probleme? Was haben sie früher mit anderen Menschen erlebt und gesprochen? Was glauben sie in Zukunft zu erleben?
- Die innere Welt, also das psychische System: Wie sind Klienten angesichts dieser äußeren Ereignisse mit sich umgegangen? Wie bewerten sie die Situationen? Wie fühlen sie sich dabei?

4.2.1 Fokussieren der aktuellen Bühne

Diese Perspektive bietet sich dann an, wenn Klienten noch keine Vorstellung davon haben, ob und wie sie ihre Probleme selbst miterzeugen und aufrechterhalten. Dann lassen sich die Probleme der Klienten durch Fokussierung dieser Interaktionsmuster verstören. Auf der Ebene des sozialen Systems fragen Therapeuten, wer auf das Problemverhalten wie reagiert und welchen Unterschied es für diese Beziehungen machen würde, wenn die Klienten das Problemverhalten nicht mehr zeigen würden. Sie fragen ferner danach, wie sich bedeutungsvolle Beziehungspartner das Problem erklären, wie sie es bewerten und ob sich diese Erklärungen und Bewertungen von denen der Klienten unterscheiden (s. Abschnitt 5.1).

Eine Mutter berichtet, ihre vierjährige Tochter weigere sich, in den Kindergarten zu gehen, und klammere sich an sie. Es sei ihr einziges Kind, und sie habe es schon von klein auf eher fürsorglich erzogen. Sie mache sich Gedanken, ob sie überfürsorglich sei. Der Besuch des Kindergartens sei wichtig, da sie wieder halbtags arbeiten möchte. Der Berater fragt detailliert nach der Interaktion zwischen Mutter und Kind. Die Tochter weine am Morgen und behaupte, sie habe Angst. Genaueres könne sie nicht benennen. Gefragt, was sie unternehme, um das Verhalten des Kindes zu verändern, erzählt die Mutter, wie sie bereits am Abend beim Zubettbringen dem Kind sage, es brauche keine Angst vor dem Kindergarten zu haben. Niemand bedrohe sie. Auch am Morgen sage sie immer wieder, es bestehe kein Grund zur Angst, aber alle Beschwichtigungen würden wenig helfen.

Im Gesprächsverlauf wird deutlich, dass die Beschwichtigungsversuche der Mutter zwar verständlich, dem Kind aber kaum hilfreich sind. Eher wird das Kind durch das fortwährende Betonen der Angst geradezu eingeladen, an Angst zu denken.

Auf der Ebene des psychischen Systems wird danach gefragt, welche „inneren Teile" (Schmidt 2004) der Klienten mit dem Symptom eher sympathisieren und welche inneren Teile das Symptom eher ablehnen. Mit diesen „inneren Teilen" kann therapeutisch gearbeitet werden, als ob sie einzelne Stimmen bzw. Mitglieder eines „inneren Parlaments" wären (s. Abschnitt 5.3).

Ein 50-jähriger Geschäftsmann (selbständiger Ladenbesitzer) erzählt, er bekomme seine Alltagsarbeit nicht mehr geregelt. Eine fast existenzgefährdende Erfahrung machte er bei seiner letzten Steuererklärung, da er den Entzug der Lizenz für seinen Betrieb wegen ständiger Säumnis gerade noch in letzter Minute verhindern konnte.

Dem Klienten ist sein Verhalten völlig unerklärlich. Er beginne den Tag mit besten Vorsätzen. Nur durch sehr genaues und beharrliches Nachfragen des Beraters gelingt es ihm, sein Arbeitsverhalten zu beschreiben. Wenn er an seinem Schreibtisch sitzt, beschäftigt er sich mit allen Aufgaben, die gerade nicht dringlich sind, starrt vor sich hin, hängt seinen Gedanken nach, bis der Abend endlich erlaubt, den uneffektiven Arbeitstag zu beenden.

Hier bietet sich an, die aktuelle Inszenierung auf der inneren Bühne zu fokussieren. Wie schafft es diese Arbeitsstörung, die ihm wie etwas Fremdes, Äußeres erscheint, wie schafft dieses „Es", sich seiner wider seinen Willen zu bemächtigen? Der Berater befragt die innere Stimme, die ihn auf vernünftige Weise zum Arbeiten anhält: „Diese innere Stimme, die Sie zum Arbeiten auffordert, was sagt sie genau?" Mit dieser Frage wird bereits ein Unterschied erzeugt. In der bisherigen Erzählung beschrieb der Klient diesen inneren Teil nämlich als sein Ich, dem er die Fremdsteuerung gegenüberstellte. Die Frage des Beraters impliziert bereits die Möglichkeit weiterer Stimmen. Der Klient kann die Aussagen dieser Stimme sehr genau beschreiben: „Fritz, setzt dich hin, öffne endlich die Briefe, es ist doch nichts dabei, sie schnell zu lesen und zu beantworten. Wenn du es nicht machst, geht dein Geschäft den Berg hinunter."

Nun führt der Berater die Idee ein, dass dies ja nicht die einzige Stimme sein kann, sonst würde der Klient ja einfach tun, was sie sagt. Es müsse noch irgendeine andere Stimme geben: „Wenn es diese andere Stimme gibt, was würde sie Ihnen in diesen Situationen sagen?" Diese Sichtweise ist dem Klienten unvertraut. Er äußert zögerlich, dass es offenbar einen inneren Boykotteur geben muss, der sich der vernünftigen Aufforderung der ersten Stimme widersetzt. Durch sorgfältiges Nachfragen entsteht langsam eine Vorstellung davon, was dieser Teil sagt und wie es ihm gelingt, die Oberhand gegenüber der vernünftigen Stimme zu gewinnen.

Abschließend lädt der Berater den Klienten ein, sich für die beiden antagonistischen Stimmen jeweils ein Symbol zu suchen.

Er antwortet spontan: „Sonne und ein kleines rotes Teufelchen." Der Berater regt an, er könne sich ein Symbol für Sonne und Teufel auf seinen Schreibtisch stellen. Wenn er sich wieder vorgenommen hat, etwas zu arbeiten, und merkt, dass er nicht in Gang kommt, dann kann er seinen Blick auf die beiden Symbole richten und verfolgen, wie die beiden inneren Teile miteinander streiten. Und er kann beobachten, durch welche Tricks es dem kleinen Teufelchen gelingt, über die vernünftige Sonne die Oberhand zu gewinnen.

4.2.2 Fokussieren der Hintergrundbühne

Wenn Therapeuten diesen Fokus wählen, lassen sie sich von der Idee leiten, dass Erlebtes und/oder Erzähltes aus der Vergangenheit Material für hilfreiche Neukonstruktionen einer Geschichte liefern könnten: neue Erklärungen, vergessene Ressourcen, übersehene Lösungen usw.

Dabei gibt es verschiedene Zugangsmöglichkeiten: Eine besteht darin, auf Informationen zu achten, die das Auftreten des Problems plausibel machen. Insofern kann es sinnvoll sein, sich mit Klienten auf die Suche nach ihren kausalen Erklärungsmodellen und subjektiven Theorien zu machen. Es eröffnen sich dadurch vielfaltige Möglichkeiten zu Umdeutungen und Neuinterpretationen.

Folgende Fragen eignen sich dazu besonders: Welche Zusammenhänge sehen Klienten zwischen den Ereignissen, an die sie sich als bedeutsame erinnern? Welche Ursprungsereignisse assoziieren sie mit der Problemsituation, und welche dissoziieren sie? Lässt sich die Erklärungsgeschichte der Ursachen und Hintergründe des Problems vielleicht auch anders erzählen, und ergeben sich aus dieser veränderten Erzählungen bislang ungenutzte Lösungsmöglichkeiten?

Ein zweiter Zugang besteht in der Suche nach bedeutsamen Sinnspuren, in die das Problemverhalten eingeordnet werden kann. In diesem Fall wird das Problem nicht ursächlich erklärt, sondern als aktuelle Entscheidung verstanden, die aufgrund biografischer Vorerfahrungen aus nachvollziehbaren Gründen getroffen wurde.

Folgende Fragen eignen sich dazu besonders: Stellte das heutige Problemverhalten ursprünglich eine passende Lösung für Probleme in früheren Lebensumständen dar? Könnte das gegenwärtige Problemverhalten zu familiären Loyalitäten passen, weil der Verlust des Problems z. B. eine Ablösung vom Elternhaus oder Veränderungen in der Beziehungsdynamik zur Folge hätte? Könnte das Problem auch einfach als ein Hinweis auf einen aufgeschobenen und längst fälligen Entwicklungsschritt verstanden werden?

Ein dritter Zugang versteht den Hintergrund als einen Ressourcenpool. Es wird danach gefragt, was bisher im Leben gelungen ist, wo und wie in schwierigen Situationen Lösungen gefunden wurden. Aber auch Situationen, in denen das Problem weniger oder nicht bestand, werden fokussiert. Sie liefern Hinweise auf Lösungsansätze, die Klienten bereits zur Verfügung stehen.

Folgende Fragen eignen sich hierzu besonders: Welche eigenen Fähigkeiten waren hilfreich, und welche Personen haben diese Entwicklungen unterstützt und gefördert? Wann war zuletzt eine Situation, in der das Problemverhalten nicht gezeigt wurde? Oder wann gab es Situationen, die besser waren?

Methodisch eignet sich zur Erfassung der Hintergrundbühne die Arbeit mit Genogrammen (McGoldrick u. Gerson 1990; Hildenbrand 2005; Rödel 2001), bei der eine Art Stammbaum erstellt wird. Darin werden die wichtigsten familiären Bindungen (Partner und Ehepartner, eigene Kinder, Eltern, Geschwister, Großeltern usw.) und bedeutsamen Ereignisse (Heirat, Tod, Todesursachen, schwere Schicksale wie z. B. Vertreibung, Asylsuche, Missbrauch usw., Erkrankungen wie z. B. Sucht, Krebs, psychiatrische Diagnosen usw.) in der Regel über mindestens zwei Generationen hinweg erfasst. Erfragt werden auch familiäre Ressourcen, die sich bei der Bewältigung besonderer Schicksale gezeigt und gebildet haben. Mit der Genogrammarbeit weitet sich der Horizont für Erklärungsmodelle, die das aktuelle Problemgeschehen im Kontext familiärer Entwicklung erscheinen lassen.[12]

Die Wahl der Ebene „Hintergrundbühne" kann bei Klienten hilfreich sein, die Dramatisches erlebt haben und für die ein Sprechen über dieses Geschehen eine wichtige Voraussetzung darstellt, sich überhaupt auf einen Veränderungsdialog einzulassen. Sie kann auch – im Sinne einer antithetischen Haltung – gewählt werden, wenn die Symptomatik auf tiefgreifende, schmerzhafte Erlebnisse hindeutet, Klienten aber eher leichtfertige Lösungen auf der Verhaltensebene suchen. V. a. bei chronischen Symptomen (langjähriges süchtiges Verhalten, psychische Störungen mit mehreren Klinikaufenthalten usw.) ist es sinnvoll, diese Perspektive mit einzubeziehen.

Ein ausländischer Geschäftsmann Ende 30, seit dem Studium in Deutschland lebend, berichtet, es plagten ihn ständig Selbstzweifel. Er grübele anhaltend und sei passiv. Obwohl sehr erfolgreich, misst er sich an noch erfolgreicheren Unternehmerkollegen, die schon in jüngerem Alter mehr erreicht haben als er. Er fühlt sich dann schlecht und macht sich Vorwürfe, nicht erfolgreich genug zu sein. Von einem zwischenzeitlichen Alkoholabusus hat er sich kurz vor Beginn der Beratung selbst wieder distanziert. Am ehesten gelingt ihm der Kontakt zu seiner kleinen Tochter und seiner Ehefrau. Aber auch hier ist er von der Vorstellung beseelt, dass er in den Phasen, in denen er zu Hause ist, sehr viel präsenter sein müsste.

In dieser Beratung bot sich die Hintergrundebene an, weil die Versuche, im Alltag kleine Veränderungen einzuführen, letztlich keine emotionale Zufriedenheit herzustellen vermochten. Das Erfragen seiner familiären Geschichte ergab folgende Informationen: Seine Mutter wurde als 17-Jährige mit ihm schwanger. Sein Vater war zu diesem Zeitpunkt in der großväterlichen Firma in Ausbildung. Für die Familie war die frühe Schwangerschaft gänzlich unerwünscht: Das junge Paar heiratete, und die junge Ehefrau zog mit ihrem Mann in eine Souterrainwohnung des elterlichen Hauses. Die junge Mutter haderte lange mit ihrem Schicksal. Von den Schwiegereltern war sie eher geduldet als erwünscht, ihre beruflichen Pläne konnte sie nicht verwirklichen, die Beziehung zu ihrem Mann war alles andere als zufriedenstellend. Der junge Vater flüchtete sich zunehmend in Alkohol. Die Mutter wurde noch zweimal schwanger.

Zunächst wird ein Sohn, danach werden Zwillingsschwestern geboren. Nach dem Abitur verlässt der Klient seine Herkunftsfamilie. Der Kontakt bleibt trotz des Auslandsaufenthalts bestehen, wird aber aufgrund der Entfernung sehr dünn. Der jüngere Bruder bricht seine Schullaufbahn ab, und es gelingt ihm auch nicht, über eine andere Ausbildung beruflich Fuß zu fassen. Die Zwillingsschwestern geraten nach dem Abitur in ein Drogenmilieu, eine unternimmt zwei Selbstmordversuche und verbringt mehrere Wochen in psychiatrischen Kliniken. Alle Kinder kommen materiell trotz dieser Probleme ganz gut zurecht, da die Firma des Vaters, die dieser inzwischen vom Großvater übernommen hat, trotz der Alkoholprobleme floriert.

Diese Hintergrundgeschichte lässt folgende Hypothesen zu: Einerseits war der Klient als Kind der Anlass für Enttäuschungen und Entbehrungen seiner Mutter. Ohne die Schwangerschaft wäre sie nicht in diese wenig geachtete Position gerutscht, und die Beziehung zu ihrem Mann hätte sich anders entwickelt, möglicherweise hätte sie ihn sogar verlassen. Auch das Leben seines Vaters wäre möglicherweise anders verlaufen.

Dies entfaltet für den Klienten eine gewisse Paradoxie: Das Leben zu genießen würde in ihm Schuldgefühle angesichts des Schicksals der Eltern hervorrufen. Ein unbeschwertes Leben in Deutschland würde er auch gegenüber den Leiden seiner Geschwister als illoyal erleben. Es ist, als stünde er vor dem Dilemma, entweder seiner Herkunftsfamilie treu sein und sein Leben als eine tragische Geschichte zu gestalten – oder seinen Erfolg zu genießen und dabei enorme Schuldgefühle gegenüber seinem Herkunftssystem ertragen zu müssen.

Diese Hypothesen ermöglichen eine Interpretation, bei der weniger das scheinbare Unvermögen des Klienten in den Mittelpunkt gestellt wird als vielmehr seine loyale Haltung gegenüber seiner Familie. Die Herausforderung besteht nun darin, es sich gutgehen zu lassen und eine intakte Familie und eine Berufskarriere aufzubauen und zugleich nach Formen zu suchen, wie er sich auch ohne Schuldgefühle seiner Herkunftsfamilie verbunden fühlen kann.

Auch die Hintergrundbühne lässt sich auf der Ebene des psychischen Systems erfassen. Dabei lassen sich Therapeuten von der Frage leiten, welche inneren Bilder den Klienten bei der Erinnerung an ihre Hintergrundgeschichte präsent sind. Analog zur Befragung der „inneren Teile" auf der aktuellen Bühne gibt es immer auch eine besondere innere Konstellation der Klienten zur Hintergrundbühne, der „inneren Familie" (Schmidt 2004). Nicht selten assoziieren Klienten in Problemsituationen frühere (meist kindliche) innere Konstellationen und damit verbundene Lösungsversuche, die damals eine gute Hilfe zur Bewältigung einer belastenden Erfahrung darstellten. In der Gegenwart sind diese Lösungsmuster allerdings nicht mehr zieldienlich. Verständnis für die frühere Erfahrung und Würdigung der damaligen Lösungskompetenz können den Weg freimachen für altersgemäße Lösungsformen.

Folgende Fragen können dabei hilfreich sein: Wie haben die Klienten sich damals beim Erleben der entsprechenden Szenen innerlich organisiert? Welche inneren Teile spielten welche Rolle, und welche Auswirkungen hatte diese innere Organisation im weiteren Leben? Inwiefern wurden die inneren Strukturen auf andere Lebenserfahrungen übertragen? Waren sie für die spätere Lösungssuche hilfreich?

Eine 30-jährige Klientin berichtet, sie gerate immer wieder an Partner, die drogenabhängig, wohnsitzlos oder massiv psychiatrisch auffällig seien. Diese Männer zögen sie magisch an, und es entstünden die Vision einer liebevollen Beziehung und die Hoffnung auf Heilung des von den Partnern mitgebrachten Leids. Letztlich endeten die Beziehungen jedoch mit Enttäuschung, Trauer und einem Gefühl der Hilflosigkeit. Die Klientin erzählt als Hintergrund, ihr Vater sei schon vor ihrer Geburt Alkoholiker gewesen. Die Mutter habe sich von ihm getrennt, als die Tochter sechs Jahre alt gewesen sei.

Für die Klientin waren dies sehr schlimme Erfahrungen, weil sie ihren Vater im nüchternen und nur leicht alkoholisierten Zustand als sehr präsent und liebevoll verbunden erlebt hatte. Genauer gefragt, wurde deutlich, dass die Klientin sich damals geschworen hatte, alles daranzusetzen, den Vater von der Sucht zu befreien, um sich seine Liebe zu sichern und um die Beziehung der Eltern zu retten. Sie dachte, dass sie es schaffen müsste, um die Katastrophe des Verlustes eines Elternteiles abzuwenden. Allerdings hatte sie keinen Erfolg. Die Eltern trennten sich, und der Vater starb früh an den Folgen der Sucht. Letztlich blieb in der Klientin das Gefühl zurück, es nicht geschafft zu haben und einfach nicht gut genug gewesen zu sein.

Folgende hypothetischen Zusammenhänge lassen sich konstruieren: Für ein sechsjähriges Kind ist der Wunsch, den Vater von der Sucht zu befreien und die Ehe zu retten, eine sehr nachvollziehbare Reaktion auf eine fast erdrückende und einem kleinen Kind unzumutbare äußere Situation. Dass bei der Suche nach einem Partner auch heute noch die kleine Sechsjährige von damals die Regie führt, ist der inzwischen gereiften Klientin nicht bewusst und ihrer sonstigen Entwicklung auch nicht angemessen.

Obwohl sie in ihrem Leben über eine hohe Entscheidungskompetenz verfügt, gerät sie bei ihrer Partnerwahl immer wieder in dasselbe Dilemma. Es ist, als ob ihr sechsjähriger innerer Anteil in einer ähnlichen sich selbst überschätzenden und anmaßenden Haltung die Beziehungspartner von ihrem Leid zu befreien versucht.

Für die Klientin erwies es sich als sehr hilfreich, mit dem inneren verzweifelten Kind liebevoll tröstend umzugehen, die damals schreckliche Zeit zu betrauern und die liebevolle Verbundenheit des kleinen Mädchens mit ihrem Vater zu achten. Bei der Partnerwahl war jedoch eine andere Fähigkeit notwendig. Es gelang, diese auszubauen, indem auf andere innere Anteile fokussiert wurde, z. B. diejenigen, die ihr zu einer erfolgreichen beruflichen Entwicklung verholfen hatten und die über ein hohes Maß an Urteilsfähigkeit verfügen.

4.2.3 Fokussieren der Lösungsbühne

Bei dieser Perspektive richten sich die Fragen in Bezug auf das soziale System vorwiegend auf zukünftige Szenarien, in denen das Problem nicht mehr existieren wird. Therapeuten lassen sich ausführlich schildern, wie sich Klienten im Lösungszustand anders verhalten werden, wie dieses andere Verhalten die Interaktionen mit relevanten Bezugspersonen verändert, wer sich dann wie anders verhält und wie das wiederum auf die Klienten zurückwirkt usw.

Diese neue Wirklichkeit kann auch auf der Folie des inneren Systems der Klienten beschrieben werden: Welche inneren Teile sind eher über eine Lösung erfreut, welche müssen sich erst noch an den neuen Zustand gewöhnen? (S. Abschnitt 5.2.)

Der Blick sowohl auf soziale als auch auf psychische Szenarien orientiert sich dabei an lösungsfokussierten Methoden. Besonders bekannt ist die Wunderfrage, die alle zentralen Ideen des lösungsorientierten Ansatzes repräsentiert. Die Wunderfrage wird vorbereitet, indem Therapeuten darauf hinweisen, dass sie eine sehr ungewöhnliche Frage stellen werden. Dann folgt die eigentliche Wunderfrage: „Nehmen wir an, während sie schlafen, geschieht ein Wunder. Sie merken aber nicht, dass das Wunder geschieht. Das Wunder besteht darin, dass über Nacht all ihre Probleme, derentwegen Sie in die Beratung gekommen sind, verschwinden. Woran werden Sie morgen früh als Erstes merken, dass das Wunder geschehen ist?" Klienten gehen bei dieser Frage meist in eine tranceartige innere Suchbewegung, bei der sie möglichst genau ihre Wirklichkeit nach dem geschehenen Wunder beschreiben. Haben sie eine erste Vorstellung geäußert, wird nachgefragt, ob es noch weitere Hinweise auf die Zeit nach dem Wunder geben könnte. Es geht nicht nur um eine möglichst präzise Beschreibung der Lösungszeit, sondern auch um eine entsprechende Änderung des Bewusstseinszustandes: von der Problemtrance zur Lösungstrance. Von therapeutischer Seite ist darauf zu achten, dass Klienten bei der Beschreibung des Zustandes nach dem Wunder ihre eigenen aktiven Beiträge im Blick behalten.

Wenn die Wunderfrage gut gelingt, fühlen sich Klienten angesichts der attraktiven und konkreten Visionen motiviert und gestärkt. Therapeuten haben durch die Antworten der Klienten eine Fülle von Hinweisen, was anders getan werden könnte und müsste, damit eine Lösung wahrscheinlicher wird. Aus diesem Fundus können konkrete Handlungsaufgaben und Empfehlungen für die Klienten gewonnen werden.

4.3 Positionieren

Die dritte Dimension der Selbststeuerung bezieht sich darauf, wie Therapeuten ihre eigenen Hypothesen und Lösungsideen aktiv in den Beratungsprozess einbringen: Soll die Begegnung mit Klienten aus einer Position des Nichtwissens oder des Wissens erfolgen? Lange Zeit stand die systemische Therapie dafür ein, radikal auf Ratschläge zu verzichten. Neugierde, fragende

Haltung und Forscherdrang galten als primäre systemische Tugenden (Cecchin, Lane u. Ray 1993), während das Geben von Ratschlägen abgewertet wurde.[13]

Ludewig (2005) schlägt vor, nicht auf das Einbringen von Fachkompetenz zu verzichten, sondern nach Formen zu suchen, wie dies gewinnbringend geschehen kann, ohne dass die Therapeuten in alten Machtmissbrauch und in Autoritätsgehabe zurückzufallen. Während eine fragende Haltung in vielen Fällen die Klienten auf optimale Weise zu Suchprozessen einlädt, kann es in anderen Situationen auch weiterhelfen, wenn Therapeuten Position beziehen und Klienten mit alternativen Sichtweisen konfrontieren.

4.3.1 Frames

Aufgrund arbeitsfeldspezifischer Vorgaben (s. Abschnitt 3.1) können Berater und Therapeuten häufig nicht frei nach den Aufträgen und Wünschen der Klienten handeln. Daher ist es sinnvoll, Klienten vor Beginn und während der Hilfsmaßnahme diese Begrenzungen des eigenen Arbeitskontextes kenntlich zu machen. Für diese Situationen Standards dafür zu entwickeln, wie man die arbeitsfeld- und symptomspezifischen Herausforderungen und Konflikte konstruktiv nutzen kann, macht die besondere Feldkompetenz von Beratern aus.

Diese Kompetenz kann – in Anspielung auf die Technik des Reframings – als Framing bezeichnet werden. Mit Reframing wird eine systemtherapeutische Umdeutungstechnik bezeichnet, bei der Geschichten von Klienten in einen neuen Bedeutungskontext gestellt und dadurch neue Erlebens- und Erfahrungsmöglichkeiten eröffnet werden können. Framing meint im Gegensatz hierzu, dass Therapeuten in bestimmten Situationen nicht ausschließlich auf eine Klientenerzählung reagieren, sondern aktiv einen orientierunggebenden Rahmen anbieten.

Ein Blick in den Arbeitsbereich der sozialpädagogischen Familienhilfe (SPFH) kann dies verdeutlichen: Dieser Arbeitsbereich ist manchmal durch eine undurchsichtige Vielfalt von Aufträgen gekennzeichnet. Die Klienten sind in der Regel vom Allgemeinen sozialen Dienst (ASD) des Jugendamtes an die SPFH überwiesen. Häufig ist das Ziel der Maßnahme noch nicht eindeutig definiert. Die Mitarbeiter der SPFH kommen damit in ein wenig vorstrukturiertes Feld. Die Familie, der die Hilfe gilt, assoziiert vielfältige Erwartungen und Befürchtungen. Sie können von Wünschen nach einer Haushaltshilfe, einer Kinderbetreuung, einen Chauffeur bis hin zu Vorstellungen reichen, die Mitarbeiter spionierten die Familie im Auftrag des Jugendamtes aus, um bei entsprechend angesammelten Indizien das Familiengericht zum Entzug der elterlichen Sorge zu veranlassen.

Ein Frame, der die Dienstleistung der Mitarbeiter in einer SPFH beschreibt, könnte beispielsweise lauten: „Ich möchte Ihnen gerne eine erste Orientierung geben, wozu ich Ihnen zur Verfügung stehe: Wir helfen Ihnen, Ihre Ziele zu erreichen. In schwierigen Situationen sehen Menschen oft ihre Fähigkeiten nicht mehr. Wir unterstützen Sie, Ihre Möglichkeiten wiederzufinden und gegebenenfalls zusätzliche Fähigkeiten zu entwickeln, die bei der Bewältigung der Probleme hilfreich sein können. Wenn wir gut zusammenarbeiten, werden Sie zunehmend die Herausforderungen des Lebens wieder eigenständig bewältigen."

4.3.2 Angebote

In manchen Situationen haben Therapeuten Anregungen für Klienten, die nur schwierig in Fragen zu kleiden sind oder die von Klienten, trotz geschickter Fragetechnik, nicht aufgegriffen werden. In diesen Fällen kann es für Therapeuten sinnvoll sein, eine Expertise offen einzubringen. Für den Beratungsprozess ist es günstig, solche Lösungsideen als Angebote zu deklarieren: „An dieser Stelle hätte ich Ideen, wie Sie mit dieser Situation vielleicht besser umgehen könnten. Denken Sie, dass es für Sie hilfreich wäre, meine Ideen zu hören, oder ist es momentan für

Sie besser, wenn ich Ihnen eher Fragen stelle und Sie in dem Prozess begleite, eine für Sie stimmige Lösung selbst zu finden?"

Wird die Expertise der Therapeuten gewünscht, kann anschließend gefragt werden: „Wenn Sie diese Idee hören, haben Sie dann den Eindruck, sie könnte für Sie hilfreich sein?" Mit dieser Frage bringen Therapeuten Klienten trotz Expertise sofort wieder in eine Expertenrolle im Hinblick auf die eigenen Prozesse. Die Verantwortung für das, was geschieht, und das, was nicht geschieht, bleibt bei den Klienten.

Auch können Bilanzfragen am Ende eines Gespräches nützlich sein: „Wie haben Sie es erlebt, dass ich Ihnen ein paar Ideen präsentiert habe? War das hilfreich, oder hat dies ihren eigenen Suchprozess eher gestört? Wie sollen wir in einer ähnlichen Situation zukünftig verfahren?"

4.3.3 Konfrontation

In besonderen Gesprächssituationen oder Arbeitskontexten kann es auch nützlich sein, Klienten zu konfrontieren. Manchmal kann dies Teil des Auftrages sein, beispielsweise in der Beratung von Führungspersonen (Coaching), da Menschen der obersten Hierarchieebenen oft wenig kritische Rückmeldungen erhalten und vom Coach gegebenenfalls eine Kompensation dieses Mangels erwarten. Aber auch in anderen Arbeitsfeldern, insbesondere wenn fürsorgliche Aspekte i. S. von Kontrolle oder Zwang in die Beratungsarbeit hineinspielen, kann Konfrontation Klarheit erzeugen oder festgefahrene Muster aufrütteln.

Der Begriff der Konfrontation wird häufig negativ konnotiert, weil er mit Unvereinbarkeit und Konflikt identifiziert wird. Zunächst meint er jedoch nur das Aufeinandertreffen unterschiedlicher Wirklichkeiten, das für eine anregende Begegnung unerlässlich ist (Schmid 2004). Voraussetzung für ein konstruktives Gelingen von Konfrontation ist eine als bedeutsam und sicher empfundene Beziehung zwischen den Beteiligten.

5. Tiefere Einblicke in die Praxis: Drei Fälle mit drei Varianten

Im Folgenden werden anhand dreier kommentierter Transkripte sowohl das systemische Interviewen im Hinblick auf spezifische Interviewtechniken als auch die Präsentation von auf den jeweiligen Fall bezogenen Abschlusskommentaren dargestellt werden. Obwohl sich zwei der Beispiele auf das Symptom des süchtigen Trinkens beziehen, können die dargestellten Techniken selbstverständlich auf alle Symptomgruppen und Problemlagen übertragen werden.

Die ausgewählten Beispiele demonstrieren einerseits, inwiefern die jeweiligen Methoden in spezifischen Settings Therapeuten die Möglichkeit an die Hand geben, das eigene Handeln zu steuern. Andererseits wird deutlich, auf welche Weise Klienten angeregt werden können, eigene Selbstwirksamkeitskonzepte zu überdenken und Neues auszuprobieren. Obwohl die drei methodischen Vorgehensweisen jeweils getrennt dargestellt werden, ist in der Praxis eine Vermischung nicht nur nicht vermeidbar, sondern ausdrücklich erwünscht: Eine Kombination dieser methodischen Schritte erhöht den Effekt der therapeutischen Arbeit.

Therapeuten und Berater sollten immer davon ausgehen, dass sie es sind, die über ihren nächsten Schritt, über ihre nächste Frage, über ihren nächsten Kommentar zu entscheiden haben. Therapeutisch handeln heißt: entscheiden. Entscheiden heißt: eine Wahl haben. Eine Wahl haben heißt: Man könnte es auch anders machen. Man könnte es auch anders machen heißt: Es könnte andere Folgen haben. Es könnte andere Folgen haben heißt: Jedes Gespräch und jede Therapie könnten potenziell auch anders verlaufen. Was besser oder schlechter, was mehr oder weniger nützlich ist, kann vorab nicht entschieden werden. Therapeuten können zwar die eigenen Beiträge und die beobachtbaren Reaktionen der Klienten mit eigenen Vorstellungen von Schönheit, Nutzen und Respekt im Zusammenhang mit Therapie (Ludewig 1992) vergleichen. Dennoch ist und bleibt Therapie die Freiheit, der Mut und der Zwang zur Wahl.

5.1 Zirkuläres Fragen

- Worüber machen sich deine Eltern mehr Sorgen, um deine berufliche Zukunft oder deine Gesundheit?
- Wie trägt Ihr Sohn dazu bei, dass sich Ihre Frau so viele Sorgen macht?
- Was tut Ihre Frau, wenn Sie sich Sorgen macht?
- Wie reagiert dein Vater, wenn er den Streit zwischen dir und deiner Mutter beobachtet?
- Worüber reden deine Eltern, wenn du dein Verhalten verändert haben wirst?
- Wer langweilt sich mit wem dann am ehesten?
- Wie könnte dein Vater dazu beitragen, dass die Langeweile noch größer wird?

Dies sind Fragen, die als zirkuläre Fragen nach wie vor eine zentrale Rolle in der systemischen Therapie spielen. Sie sind ungewöhnlich, weil sie konsequent auf interaktionelle Zusammenhänge fokussieren und bisherige Denkgewohnheiten infrage stellen. Sie verstören, erlauben neue und ungewohnte Perspektiven und ermöglichen eine Art der Gesprächsführung, die eher durch Aktivität seitens der Therapeuten gekennzeichnet ist als durch passives Abwarten.

Diese Technik wurde in den 70er Jahren des vorigen Jahrhunderts von der Gruppe um Mara Selvini Palazzoli (Selvini Palazzoli et al. 1981b; 1983; Simon u. Rech-Simon 1999) in Mailand entwickelt. Zentrale Idee war dabei, sich mit der zirkulären Organisation sozialer Systeme zu befassen und diese im therapeutischen Bereich zu nutzen.

Zirkularität meint die Fähigkeit von Therapeuten, sich selbst in ihrer Befragung vom Feedback des zu interviewenden Systems leiten zu lassen. Konsequent orientiert sich die Technik des zirkulären Fragens an der erkenntnistheoretischen Prämisse, dass eine Information immer nur als ein Unterschied, also als ein Verhältnis gedacht werden kann und dieses Verhältnis Veränderungen unterworfen ist. Beides, sowohl der Unterschied als auch die Veränderungen in diesem Beziehungsverhältnis, kann dann erfragt werden.

Um diese Idee umsetzen zu können, schlug die Mailänder Gruppe einen „Kunstgriff" vor, bei dem ein Familienmitglied über die Beziehung zweier anderer befragt wird. Die Vorteile dieses Vorgehens bestehen darin, dass zum einen der sogenannte Widerstand, der bei einer direkten Befragung entstehen könnte, vermieden wird. Als Zweites wird ein eventuell bestehendes Kommunikationsverbot innerhalb der Familie elegant umgangen. Und drittens wird eine Außenperspektive kreiert, die neue Sichtweisen und Kommunikationen bezüglich relevanter Themen anregt.

Folgende praktische Methoden zur Informationsgewinnung unter Beachtung des triadischen Modus lassen sich dabei unterscheiden:

- die Betonung von spezifischem Verhalten unter spezifischen Umständen statt von Gefühlen oder Interpretationen
- das Hervorheben von Verhaltensunterschieden statt das Aufgreifen von Eigenschaften, die als typisch für eine Person angesehen werden
- das Einstufen eines spezifischen Verhaltens oder einer spezifischen Interaktion durch verschiedene Familienmitglieder

- das Eingehen auf Veränderungen im Beziehungsverhältnis vor und nach einem bestimmten Ereignis
- Feststellung von Unterschieden in Bezug auf hypothetische Situationen; hierbei können und sollten sowohl negative als auch positive Möglichkeiten erfragt werden.

Familie Mai erscheint zum Familiengespräch mit dem erstgeborenen 18-jährigen Sohn Frank. Das Paar hat noch einen 14-jährigen Sohn, Gerd. Frank ist stark übergewichtig (170 cm, 150 kg), leidet unter Atemnot, ist phlegmatisch und lässt, so heißt es, die Schule schleifen. Insbesondere die Eltern machen sich Sorgen sowohl um die Gesundheit (Diabetes, Herz-Kreislauf-System) als auch um die berufliche Entwicklung des Sohnes. Nach der Begrüßung nimmt der Vater rechts, die Mutter links von Frank Platz.

THERAPEUT (zu Frank): Worin bestehen die Sorgen, die sich deine Eltern machen?

FRANK: Sie glauben, dass ich die Schule nicht schaffe oder schlechter als ich es eigentlich könnte, und glauben, dass das meine Zukunftschancen verschlechtert. Außerdem ist mein Gewicht das Hauptthema. Wir reden seit Jahren fast über nichts mehr anderes.

THERAPEUT: Was befürchten deine Eltern am meisten?

FRANK: Dass ich keine Lehrstelle bekomme – und das mit meiner Gesundheit.

THERAPEUT: Was meinst du mit „Gesundheit"?

FRANK: Dass ich vielleicht Zucker kriege.

THERAPEUT: Worüber machst du dir am meisten Sorgen?

FRANK: Tja, dass ich Diabetiker werde und dass es für meine Gesundheit nicht gut ist, wenn ich so dick bin.

THERAPEUT: Obwohl du weißt, was du ändern könntest?

FRANK: Ja, das weiß ich alles. Wir waren ja schon oft genug bei irgendwelchen Ärzten, Ernährungsberatern usw. Ich weiß das schon.

THERAPEUT: Und?

FRANK: Mal will ich, mal will ich nicht.

THERAPEUT: Zwei Seiten in dir?

FRANK: Ja, da gibt es zwei Seiten.
THERAPEUT: Und welche setzt sich noch mehr durch?
FRANK: Das sehen Sie ja.

In dieser Passage des Gesprächs, etwa fünf Minuten nach Beginn der Sitzung, wird zunächst eine Außenperspektive angeboten, so dass der Sohn über die Sorgen seiner Eltern reflektieren kann, wobei unmittelbar danach auch die Außenperspektive sich selbst gegenüber aktiviert wird. Der Fokus liegt auf Interaktionen der unmittelbaren Gegenwart. Zunächst schien die familiäre Problemdefinition dadurch geprägt, dass der Sohn das Problem „hat" bzw. „macht". Irgendetwas veranlasst ihn, sich so zu verhalten, wie es niemand will. Auch Frank selbst scheint sich ein Rätsel zu sein. Er weiß alles, war schon bei vielen Helfern, und dennoch stellt sich die Veränderung nicht ein.

THERAPEUT: Ich will noch mal kurz auf ein Thema von eben zurückkommen. Was fürchten deine Eltern mehr, dass das mit der Lehrstelle nicht klappen könnte oder das mit der Gesundheit?
FRANK: Das mit der Gesundheit.
THERAPEUT: Wer macht sich von deinen Eltern am meisten Sorgen?
FRANK: Am meisten macht sich mein Vater Sorgen, dann meine Mutter.
THERAPEUT: Und du? Machst du dir auch Sorgen?
FRANK: Schon, aber weniger als die.

An dieser Stelle wird die Sorge in die Kategorien „mehr" oder „weniger" unterschieden. Der Sorgenfokus scheint aus Franks Sicht auf der Gesundheit zu liegen. Damit kann eine weitere Differenzierung vorgenommen werden. Nämlich, wer sich von den Eltern mehr oder weniger Sorgen macht. Dies alles geschieht jedoch aus der Sicht von Frank, und was Frank sagt, wird von den anwesenden Eltern gehört. Noch kann man nicht wissen, ob die Eltern diese Sichtweise teilen oder nicht. Dennoch sind alle in diese Art der Befragung involviert.

THERAPEUT: Das würde mich etwas genauer interessieren. Stell dir mal eine Skala vor von null bis zehn Punkte. Null Punkte bedeutet keine Sorgen und zehn maximale Sorgen. Wo steht dein Vater und wo deine Mutter und wo du selber?

FRANK: Der da [nickt zum Vater hin] hat acht Punkte, sie [nickt zur Mutter hin] hat sieben Punkte.

THERAPEUT: Und du?

FRANK: Ich, wenn ich genau überlege, so zwischen sieben und acht. Aber eher bin ich bei meiner Mutter.

THERAPEUT (zu den Eltern): Stimmen Sie Ihrem Sohn zu?

VATER: Ja, die Themen sehen wir genauso. Die Skala hätte ich ähnlich eingeschätzt.

THERAPEUT (zur Mutter): Wie sehen Sie das?

MUTTER: Ja, mein Mann macht sich mehr draus. Ich habe irgendwie das Vertrauen, dass Frank die Kurve noch kriegt.

In dieser Passage werden Beurteilungsunterschiede statt Eigenschaften von Personen hervorgehoben. Die Unterscheidung des Sohnes wird von den Eltern prinzipiell geteilt. Der Einsatz der Skalierung hilft, die Unterscheidungen zu präzisieren, obwohl es sich dabei natürlich nicht um ein „objektives" Kriterium handelt. Vielmehr können mit Skalierungsfragen im erkenntnistheoretischen Sinn Informationen als Verhältnisse verstanden und gleichzeitig diese Verhältnisse in ihrer Veränderbarkeit erfasst werden. Das Einstufen spezifischer Verhaltenweisen durch verschiedene Familienmitglieder wird möglich. Das vorläufige Fazit lautet: Die Mutter scheint sich weniger Sorgen als der Vater zu machen, was neue Fragen aufwirft.

THERAPEUT (zur Mutter): Was tut Ihr Mann, wenn er sich Sorgen um den Sohn macht?

MUTTER: Er redet auf ihn ein und versucht immer wieder, die drohenden Konsequenzen aufzuzeigen.

THERAPEUT: Welche?

MUTTER: Na, dass er einen schlechten Schulabschluss macht, wenn überhaupt. Dass er keine Stelle bekommen wird und dass er sich körperlich ruiniert.

THERAPEUT: Was macht dann Frank?

MUTTER: Hört zu. Er ist sehr geduldig. Manchmal gibt es auch Streit. Meistens ist er verständig. Aber dann passiert doch nichts.

THERAPEUT: Und dann?

MUTTER: Dann wird mein Mann wütend. Er kann sich richtig hineinsteigern. Er denkt, glaube ich, schon jetzt an nichts anderes mehr. Das ist Dauerstress für ihn. Er will nur das Beste und ist inzwischen sehr pessimistisch.

THERAPEUT (zum Vater): Stimmen Sie Ihrer Frau zu?

VATER: Im Großen und Ganzen: ja. Es ist für mich Dauerstress. Ich weiß nicht mehr, was ich noch machen soll. Ich bin ja auch in einer Personalabteilung beschäftigt. Da weiß ich, dass er sich so gar nicht zu bewerben braucht. Er hat da keine Chance. Immerhin hat er sich die Haare schneiden lassen. Aber sein Gewicht … chancenlos. Da weiß doch jeder, dass er über kurz oder lang krank wird und er nicht so belastbar ist.

Nun kann aus der Sicht der Frau das Verhalten (!) des Mannes in der Interaktion mit dem Sohn erfragt werden. An dieser Stelle wird also auf spezifisches Verhalten unter spezifischen Umständen fokussiert und weniger auf Gefühle oder Interpretationen der Situation. Nun kann man sich der bereits sich andeutenden Frage nähern, worin die Unterschiede zwischen dem Vater und der Mutter im Hinblick auf die Sorgen um den Sohn bestehen.

THERAPEUT: Wieso sieht Ihre Frau die Dinge dennoch anders? Was macht Ihre Frau anders als Sie?

VATER: Sie ist irgendwie optimistischer, obwohl sie lange Jahre depressiv war. In der Einschätzung ihres eigenen Lebens ist sie pessimistisch, aber in Bezug auf den Sohn ist das anders. Manchmal hat sie auch Streit mit dem Sohn. Und abends erzählt sie davon. Dann geht es direkt zwischen meinem Sohn und mir wieder los.

THERAPEUT (zur Mutter): Stimmen Sie Ihrem Mann zu?

MUTTER: Schon. Aber ich erzähle ihm abends davon, weil ich mich mitteilen möchte, und nicht, damit er etwas unternimmt. Ich will eigentlich nur reden. Und dann knallt es wieder zwischen den beiden. Furchtbar.

VATER: Das habe ich nicht gewusst. Früher, als sie noch depressiver war, da hat sie mir von solchen Ereignissen erzählt und mich damit aufgefordert, Dinge zu regeln. Egal, worum es ging. Damals hat sie sich das nicht zugetraut. Jetzt soll das anders sein?
MUTTER: Ja, ich will mich nur mitteilen.

Hier taucht nun ein weiterer Aspekt der zirkulären Fragen auf: das Eingehen auf Veränderungen im Beziehungsverhältnis vor und nach einem bestimmten Ereignis. Die Unterschiede zwischen dem Vater (pessimistischer) und der Mutter (optimistischer) werden erfragt, und es deutet sich an, dass die Frau depressive Episoden zumindest kannte und sie im Hinblick auf den Sohn eine optimistischere Haltung zu haben scheint als sich selbst gegenüber. Immerhin legt sie sich mit dem Sohn an und bekommt abends vom Ehemann „Hilfe", wenn sie von Auseinandersetzungen mit dem Sohn berichtet. Inwiefern diese Informationen relevant sein könnten, ist noch unklar. Denkbar ist, dass das weniger depressive Verhalten der Frau innerhalb der Familie einerseits positiv bewertet wird. Andererseits könnte die familiäre Hypothese existieren, jede Belastung (z. B. durch den Sohn) führe zu einem Wiederauftreten der Symptomatik.

Dennoch kann eine Veränderung in der Familie konstatiert werden, die sich als „vor", „während" und „nach" der depressiven Phase bezeichnen lässt. Die bisherigen Interaktionen scheinen nicht mehr notwendig zu sein, die „Hilfe" durch den Vater nicht mehr erwartet zu werden. Gleichzeitig zeigt sich die Bedeutung des Themas „Frank" für die eheliche Kommunikation.

THERAPEUT (zu Frank): Siehst du die Dinge anders?
FRANK: Nein. So ist es. So wie die das sagen. Mit Mama kann ich besser reden. Die ist irgendwie lockerer. Mit meinem Vater ist das schwieriger. Der ist sehr unter Druck, und dann rauscht es schneller.
THERAPEUT: Und wie geht es deinen Eltern miteinander?
FRANK: Die beiden reden über nichts mehr anderes. Das ist seit mehreren Jahren ein Dauerthema.

THERAPEUT (zum Vater): Wie, glauben Sie, geht es Ihrem Sohn, wenn er auf diese Art ein Dauerthema ist?

VATER: Ha, ich glaube, er ist im Laufe der Jahre schon sehr abgebrüht. Er hat ja schon alles von jedem gehört und bisher auf nichts reagiert. Aber es ist manchmal auch nicht einfach für ihn. [Sohn beginnt – für die Eltern anscheinend überraschend – heftig zu weinen.]

THERAPEUT (zur Mutter, die leise mitweint): Haben Sie eine Ahnung, weswegen Ihr Sohn jetzt weint?

MUTTER: Er tut mir leid. Ich bin im Moment überrascht. Vermutlich ist er mehr unter Druck, als wir bisher dachten.

THERAPEUT (zum Vater): Was meinen Sie dazu?

VATER: Diese Reaktion hätte ich nicht für möglich gehalten. Er ist mehr unter Druck, als ich es vermutet habe.

THERAPEUT (zu Frank): Kannst du etwas dazu sagen?

FRANK (etwas gefasst): Es ist furchtbar. Sie haben ja recht. Aber ich kann einfach nicht anders. Das versuche ich dauernd. Da versuche ich, anders zu essen – aber die Dinge, die ich nicht essen soll, schmecken besser. Oder ich soll Sport machen – aber dann ruft jemand an, oder es kommt was im Fernsehen. Und ich bin ja nicht blöd und weiß, dass ich das nur selber ändern kann. Aber meine Eltern reden mit mir oder auch miteinander nur noch über dieses Thema.

Es deutet sich eine vorsichtige Hypothese in Bezug auf die familiäre Dynamik an. Eine Hypothese sollte nicht mit „Wahrheit" verwechselt werden. Sie dient ausschließlich zur Orientierung des Therapeuten im Hinblick auf das weitere Vorgehen. Es lassen sich sowohl funktionale (also die Nützlichkeit des Verhaltens betreffend) als auch intentionale Hypothesen (also die Absichten und Motive des Verhaltens betreffend) unterscheiden (Fischer, Retzer und Clement 2006): Das als „Problem" definierte Verhalten des Sohnes markiert zunächst den Übergang des Kindes in den Status eines Erwachsenen und fordert die Familie zur Umstrukturierung heraus. Diese Umstrukturierung wird als Überforderung erlebt, zumal die Mutter über eine gewisse Zeitspanne als depressiv bezeichnet wurde und der Unterstützung des Mannes bedurfte. Diese drei Elemente werden nun infrage gestellt: Legt sich die Mutter mit dem Sohn an, weil sie sich weniger depressiv fühlt, fürchtet der Ehemann eine Überforderung der Ehefrau, einhergehend mit der Angst vor einer erneuten depressiven Episode. Der Sohn, der wiederum eine eigene Entwicklungsaufgabe zu lösen hat, könnte die Idee haben, dass die Eltern wenig bis nichts miteinander anzufangen wissen, wenn er sich altersadäquat entwickelt und seinen Weg macht. Folglich stagniert seine Entwicklung, die Mutter zeigt sich weniger depressiv, wird jedoch vom Ehemann unaufgefordert unterstützt, was eine Überforderung des Ehemannes einerseits und die Unterstellung einer „latenten" Depression andererseits fördert.

Genau in dieser Situation, in der die Unterschiede der Eltern im Kontext einer zurückliegenden Depression und im Rahmen einer notwendigen Umstrukturierung der gesamten Familie deutlich werden, weint Frank und macht seine individuelle Problematik zum Thema. Familiäre Themen scheinen damit kurzfristig aus der Aufmerksamkeit gerückt.

THERAPEUT (zum Vater): Wie erklärt sich der Unterschied zwischen Ihnen und Ihrer Frau? Ihre Frau erschien mir eben optimistischer als Sie.

VATER: Tja, meine Frau ist einfach optimistischer, was die Entwicklung des Sohnes angeht. Allerdings ist sie in Bezug auf ihr eigenes Leben wesentlich pessimistischer. Bei mir ist das genau umgekehrt.

THERAPEUT (zur Mutter): Wie sehen Sie das? Stimmen Sie Ihrem Mann zu?

MUTTER: Ja, das ist so. Ich glaube, unser Sohn wird es irgendwann schaffen – auch ohne Druck. Er weiß ja, was er tun müsste – es ist noch nicht wichtig genug für ihn. Wenn ich auf mein Leben schaue, ist das anders. Ich bin sehr pessimistisch. Da stimme ich meinem Mann zu. Ich zweifele schon lange, ob mein Leben wohl gut weiterlaufen wird.

THERAPEUT: Was meinen Sie damit?

MUTTER: Ich war lange depressiv und bin es manchmal noch heute.

THERAPEUT: Was meinen Sie damit?

MUTTER: Da weine ich viel, habe an nichts Interesse, bleibe im Bett liegen und sehe alles schwarz.

THERAPEUT: Seit wann kennen Sie das?

MUTTER: Das ging nach der Geburt unseres zweiten Sohnes los.

THERAPEUT: Was war mit der Geburt Ihres zweiten Sohnes?

MUTTER: Das war sehr kompliziert. Ich bin bei der Geburt fast gestorben, und beim Sohn sah es auch kritisch aus. Aber es ist letztlich gutgegangen. Schon die Geburt von Frank war kritisch. Er kam zu früh und wog nur 2000 Gramm. Das war viel zu wenig, und er war lange ein Sorgenkind.

THERAPEUT: Heißt das, Ihr Sohn war zuerst wegen zu wenig Gewicht ein Sorgenkind, und jetzt ist er ein Sorgenkind, weil er zu viel Gewicht hat?

MUTTER: Ja. [Vater und Frank nicken.]

THERAPEUT (zur Mutter): Und nach diesen Erlebnissen hat sich Ihre Stimmung und Ihr Leben verändert?

MUTTER: Ja.

THERAPEUT: Nun sagen Sie, Sie „waren" depressiv. Was heißt das?

MUTTER: Es geht mir viel besser.

THERAPEUT: Was war für Sie nützlich?

MUTTER: Etwa ein Jahr nach der Geburt ging ich in eine ambulante Therapie. Und da gehe ich heute noch hin.

THERAPEUT: Seit etwa zwölf Jahren?

MUTTER: Ja. Seit etwa zwei Jahren ist es etwas besser.

THERAPEUT: Was hat sich in der Zeit für Sie in positiver Sicht verändert?

MUTTER: Jetzt mache ich mehr alleine und ohne meinen Mann. In der depressiven Zeit konnten wir gar nichts zusammen machen. Besuche Freundinnen in anderen Städten. Das will ich auch ohne ihn machen. Das versteht mein Mann aber nicht, dass ich das tue.

Nun kommen neue, möglicherweise relevante Informationen hinzu. Parallel wird der Zeitfokus geändert: Die Befragung löst sich nun von gegenwärtigen Interaktionen und wendet sich den Hintergrundthemen der Vergangenheit zu. Die Mutter und Ehefrau war lange auf die Unterstützung durch den Mann und andere Familienmitglieder angewiesen. Gleichzeitig war sie mit Todesnähe konfrontiert, und es schien unklar, ob der zweite Sohn überlebt, ob sie als Mutter überlebt, ob Frank seine Mutter und ob der Vater seine Frau behält. Die nachfolgende hohe familiäre Bindung über Sorgen umeinander ist einerseits noch aktiv, andererseits steht Frank an der Schwelle zur Ablösung, und die Frau hat in Phasen, in denen sie sich nicht depressiv fühlt, die Idee, ohne ihren Mann andere Dinge erleben zu wollen. Der Bindungsmodus wird nun mit einem Modus der Distanz konfrontiert, bzw. eine Kombination von Bindung und Distanz muss neu ausgehandelt werden. Das familiäre System ist nach einer langen, durch hohe Stabilität gekennzeichneten Zeit zu Veränderungen herausgefordert und könnte sich dadurch „bedroht" fühlen. D. h., die Familie ist in einem Zustand der Veränderungsnotwendigkeit, ohne zu wissen, auf welche Weise diese Veränderung geschehen kann. Die Symptombildungen der Mutter haben möglicherweise lange zu einer Stagnation in der familiären und ehelichen Entwicklung geführt, wobei sich nun eine Dynamisierung durch die Mutter andeutet.

Gleichzeitig repräsentiert nun Frank eine stagnierende Seite. Dynamisierungen und Stagnationen liegen eng beieinander. Solche Schwellensituationen sind oft durch Unsicherheitsgefühle im Hinblick auf die Zukunft geprägt, und Fragen zur Zukunft liegen in der Luft. Ein Wechsel der Zeitebenen hin zur Zukunft sollte nicht zu schnell erfolgen. Bevor Entwicklungsprognosen der Familie erfragt werden, scheint es sinnvoll, auch den Vater für seinen Einsatz in der Vergangenheit zu würdigen. Dies ist einerseits im Hinblick auf die Wahrung der Beziehungsneutralität wichtig, signalisiert aber auch andererseits, dass von therapeutischer Seite Interesse an den Erzählungen der Familie und an allen Familienmitgliedern mit ihren jeweiligen Leiden und ihren jeweiligen Ressourcen und Kompetenzen besteht. Man kann dies als eine Art emotionaler Rahmung bezeichnen, die für Veränderungen unerlässlich ist.

THERAPEUT (zum Vater): Wie haben Sie damals die Situation gemanagt, als Ihre Frau durch die Geburt so gefährdet war und danach lange in einem depressiven Zustand war?

VATER: Frank war damals vier Jahre alt und wurde lange von meiner Mutter und meiner Tante versorgt. Die haben ihn gerne umsorgt, aber ihn auch gefüttert. Dort fing er an, zu viel zu wiegen. Die haben es gut mit ihm gemeint, aber auch viel Schaden angerichtet.

THERAPEUT: Und wie ging es mit dem zweiten Sohn, Gerd?

VATER: Der war auch sehr früh schon bei meiner Mutter, weil meine Frau ihn nicht versorgen konnte. Sie konnte lange Zeit kaum etwas übernehmen. Die Verantwortung war dann auch viel bei mir.

THERAPEUT: Respekt.

[...]

THERAPEUT (zum Vater): Kann ich Ihnen noch eine Frage stellen?

VATER: Ja. Klar.

THERAPEUT: Wenn ich höre, dass Ihre Frau damals fast gestorben ist und danach lange depressiv war ... Glauben Sie, dass Ihre Frau inzwischen wieder im Leben angekommen ist?

VATER: Uih. Darüber habe ich noch nicht nachgedacht. Vielleicht schon. Ich weiß es nicht.

THERAPEUT (zur Mutter): Wie sehen Sie das? Sind Sie inzwischen schon wieder im Leben angekommen?

MUTTER: Das trifft das sehr gut. Lange war ich irgendwie weg. Das passiert auch heute noch ab und zu. Es ist aber viel besser geworden. So langsam glaube ich: ja.

THERAPEUT: Nehmen wir mal an, Sie sind bereits wieder ganz im Leben angekommen. Wie soll es dann für Sie als Mutter, Frau und Ehefrau sein, das Leben?

MUTTER: Das weiß ich auch noch nicht genau.

Nachdem gegenwärtige Interaktionsmuster deutlich geworden sind und Informationen aus der Vergangenheit miteinander verknüpfbar erscheinen, kann dazu übergegangen werden, hypothetische, d. h. veränderungsimplizierende und zukunftsorientierte Fragen einzuführen: Unterschiede in Bezug auf zukünftig mögliche Veränderungen, wobei sowohl negative als auch positive Entwicklungstendenzen erfragt werden sollten. Diese Fragen sollen weniger die Veränderungsnotwendigkeiten bereits definieren, sondern eher Entwicklungsaufgaben aufzeigen, die möglicherweise vor der Familie liegen.

THERAPEUT (zu Frank): Angenommen, du entscheidest dich, dein Wissen um deine Gesundheit und Schule umzusetzen, und die Dinge entwickeln sich positiv. Du bekommst eine Lehrstelle, nimmst ab usw. Worüber werden dann deine Eltern noch reden?

FRANK (überlegt): Keine Ahnung. Die finden bestimmt etwas. Es gibt so viele Dinge, über die sie reden könnten. Vielleicht sogar müssten.

THERAPEUT: Worüber denn beispielsweise?

FRANK: Na ja. Ob sie mal wieder gemeinsam in Urlaub fahren. Da können die sich nämlich nicht einigen. Papa will und Mama nicht.

THERAPEUT (zum Vater): Wie sehen Sie das?

VATER: Ich weiß es auch nicht so genau, aber ich bin da optimistisch. Da gibt es noch so viel zu tun.

THERAPEUT: Zum Beispiel?

VATER: Na, ja. Wie unser Leben dann weitergeht. Was wir gemeinsam machen könnten, wenn meine Frau nicht wieder depressiv wird.

THERAPEUT (zur Mutter): Wie schätzen Sie das ein?

MUTTER: Also, ich glaube, dann reden wir kaum noch etwas. Ich wüsste, ehrlich gesagt, auch nicht, worüber wir dann reden sollten.

THERAPEUT (zu Frank): Mmh. Da scheint es unterschiedliche Einschätzungen zu geben. Vorhin bezogen sich die Unterschiede auf deine Entwicklung, jetzt beziehen sie sich auf die Ehe deiner Eltern. Hättest du das erwartet?

FRANK (voller Konzentration zwischen den Eltern hin und her schauend): Nein.

THERAPEUT: Jetzt habe ich noch eine schwierige und heikle Frage zugleich. Ich stelle sie dennoch. Wenn du sie nicht beantworten willst, kannst du es sagen. Wie, glaubst du, geht die Ehe deiner Eltern weiter, wenn sich die Dinge bei dir gut entwickeln werden?

FRANK (weiterhin hin und her schauend): Ich hoffe, gut. [Klopft Vater kumpelhaft auf die Schulter.] Das kriegen die hin!

THERAPEUT (zur Mutter): Was denken Sie darüber?

MUTTER: Ich weiß nicht, ob wir dann zusammenbleiben werden. Ich weiß aber auch nicht, ob ich alleine leben kann. Mein Mann ist ein guter Freund für mich geworden. Aber sonst nichts. Ich würde mich dann noch mehr zurückziehen. Darüber denke ich schon lange nach. Ich weiß nicht, ob die Beziehung das aushalten würde.

THERAPEUT: Wie ist das für Ihren Mann, wenn er das so hört?

MUTTER: Das schockt ihn bestimmt. Hie und da habe ich das in der Vergangenheit schon angedeutet. Er hat das aber nicht verstanden, dass ich mehr ohne ihn wegfahren wollte, als ich weniger depressiv war.

THERAPEUT: Und wie reagiert Ihr Sohn darauf?

MUTTER: Der ist bestimmt traurig. Unser jüngerer Sohn, Gerd, wäre das auch, wenn er es wüsste.

FRANK: Ich bin ja nicht blöd. Das habe ich mir schon lange gedacht.

THERAPEUT: Wieso?

FRANK: Das hat man irgendwie gemerkt. Ich wollte es aber nicht sagen. Das klappt irgendwie nicht gut mit den beiden.

THERAPEUT (zum Vater): Wie denken Sie darüber?

VATER: Ich bin schon immer optimistischer gewesen. Wir werden es schon irgendwie hinbekommen.

Nun werden Entwicklungsaufgaben genauso deutlich wie unterschiedliche Einschätzungen im Hinblick auf das Gelingen der Aufgabenbewältigung. Es wird auch denkbar, auf welche Weise das problematische Verhalten Franks mit familiären Interaktionen im Zusammenhang stehen könnte. Es ist zwar wenig nützlich, die Hypothese zu vertreten, Frank mache das alles, um die Ehe der Eltern zu erhalten. Diese Hypothese würde den Eltern suggerieren, dass sie ihre eigenen Themen nicht alleine regeln könnten und ihren Sohn dafür benötigen. Sie würde aber auch nicht genügend berücksichtigen, dass Frank jenseits von seiner Position als Sohn auch ein eigenes Interesse an einer für ihn passenden Entwicklung hat. Es kommt nun darauf an, inwiefern ein Abschlusskommentar präsentiert werden kann, der sowohl die angedeuteten familiären Zwickmühlen mit den bisherigen Bewältigungsstrategien umfasst als auch Ideen liefert, die für die Familienmitglieder interessant, herausfordernd und gleichzeitig nicht überfordernd erscheinen.

THERAPEUT (zu den Eltern): Heißt das, sie hätten es mit einer neuen Entwicklungsaufgabe zu tun ohne eine genaue Einschätzung, wie es weitergeht?

VATER: Ja, so ist es. So sieht das aus.

MUTTER: Ja.

THERAPEUT (zu Frank): Da haben deine Eltern einiges zu tun, schätze ich.

FRANK: Wie gesagt: Ich bin ja nicht doof. Das merkt man doch schon lange, dass da was nicht in Ordnung ist.

THERAPEUT: Da könnte man auf die Idee kommen, dass das Problem mit dem Zu-viel-Essen und der Schule mit vielen anderen und wichtigen Themen zusammenhängen könnte. Vielleicht ist es sogar sehr plausibel. Immerhin wird im Moment dadurch Schlimmeres verhindert. Eine mögliche Trennung vielleicht.

FRANK: Mmh.

THERAPEUT: Andererseits behindert es deine Eltern und auch dich selbst darin, sich eigenen Aufgaben zu widmen, die dann ja vielleicht gut ausgehen und bessere Effekte nach sich ziehen, als man es jetzt glaubt. Da kann man echt gespannt sein. Ich würde Ihnen aber gerne abschließend noch etwas mitteilen.

Nach einer kurzen Pause, während der der Therapeut den Raum verlässt, um etwas Distanz zu dem Gehörten zu bekommen, erscheint er erneut im Raum und kommentiert abschließend diese erste Sitzung.

THERAPEUT: Zunächst möchte ich Ihnen für Ihre Offenheit in diesem ersten Gespräch danken. Ich habe viel von Ihnen erfahren: von Ihren gegenwärtigen Sorgen, von ihren vergangenen Sorgen und auch von Ihren zukünftigen Sorgen. Allerdings habe ich auch von Ihnen einiges darüber gehört, welche Kompetenzen und Kräfte in der Familie existierten und existieren. Als ich draußen war, habe ich mich einerseits gefragt, ob Frank sich tatsächlich entschieden haben könnte, eine mögliche Trennung der Eltern verhindern zu wollen, weil er glaubt, dies sei wahrscheinlich, und weil er glaubt, er habe die Fähigkeit dazu, diese Dinge zu beeinflussen. Andererseits habe ich mich gefragt, ob er vielleicht noch eher in einem inneren Schwanken zwischen seinem Willen zur Veränderung und einer gewissen Apathie gefangen ist, das für pubertierende Jugendliche fast normal ist und sich im Laufe der Zeit erst entscheiden wird. Und als Drittes habe ich mich gefragt, ob Sie, Frau Mai, und Sie, Herr Mai, glauben, dass Sie die bevorstehenden Aufgaben als Eheleute, als Vater und Mutter und als Mann und Frau lösen können. Und falls ja, wie Sie dafür sorgen werden, dass Frank und auch Gerd dies merken. Ich weiß das zurzeit auch nicht. Ich glaube nur, dass sowohl Frank als auch die gesamte Familie an einem sehr interessanten und spannenden Entwicklungspunkt stehen, von dem ich glaube, dass er für familiäre Entwicklungen normal ist und von Ihnen gemeistert werden kann. Ich bin sehr auf die weitere Entwicklung gespannt.

Inzwischen haben mehrere Gespräche stattgefunden. Frank hat sich dazu entschlossen, die bevorstehende Abschlussprüfung anzugehen und dafür zu arbeiten. Sollte das Ergebnis seinen Vorstellungen nicht entsprechen, wird er das Schuljahr wiederholen. Außerdem hat er seine Essgewohnheiten verändert und einige Kilogramm Gewicht abgenommen. Ein zwischenzeitlich mit seinem Vater gemeinsam besuchtes Fitnessprogramm hat er wieder aufgegeben, da er unabhängig von seinem Vater trainieren möchte. Seit mehreren Monaten hat er eine feste Freundin. Frank entschied sich, für eine feste Zeitspanne von mindestens acht Wochen in eine Spezialklinik zu gehen, um dort unter Anleitung abzunehmen und andere Essgewohnheiten zu trainieren. Bisher hatte er diese Ideen kategorisch abgelehnt. Die Eltern haben einen gemeinsamen Urlaub ohne die beiden Kinder gebucht. Die Mutter hat eine halbe Stelle in einer Boutique angenommen. Insgesamt deutet sich eine Entzerrung der Bindungsmuster und eine Hinwendung zu den Entwicklungsaufgaben an.

5.2 Lösungsorientierung

- Woran würden Sie merken, dass Ihre Beschwerden sich aufgelöst haben?
- Was werden Sie dann anderes tun?
- Wie werden Ihre Angehörigen reagieren, wenn Sie sich anders verhalten?
- Was werden sie daraufhin anders machen?

- Wann hatten Sie zuletzt eine Situation, in der Sie die von Ihnen berichteten Beschwerden nicht bemerkten?
- Nehmen Sie einmal an, Sie gehen jetzt nach dieser Sitzung nach Hause. Erledigen dies und jenes und legen sich irgendwann zum Schlafen. Und während Sie schlafen, geschieht ein Wunder. Dieses Wunder bewirkt, dass Ihre Beschwerden morgen aufgelöst sein werden. Sie wissen aber nicht, dass das Wunder passiert ist. Woran werden Sie merken, dass das Wunder geschehen ist?

Dies sind beispielhafte Fragen, die das lösungsorientierte Vorgehen kennzeichnen (s. Abschnitt 4.2.3).

Zentrale Annahme des lösungs- und ressourcenorientierten Vorgehens (de Shazer 1989; Berg 1992; Schmidt 2004) ist die Idee, dass alle Klienten und alle Systeme über die zur Lösung notwendigen Ressourcen und Kompetenzen bereits verfügen. Diese Lösungs- und Kompetenzbereiche werden lediglich (noch) nicht genutzt. Stattdessen werden sie von den Klienten dissoziiert. Die Herausforderung für Therapeuten besteht nun darin, eine Interviewtechnik anzuwenden, die Klienten die Möglichkeit bietet, ihre eigenen Kompetenzen und Ressourcen zu assoziieren.

Dazu haben sich einerseits Fragen nach Ausnahmen vom Problem bewährt, weil diese sofort auf vorhandene und praktizierte Kompetenzbereiche verweisen. Die vorhandenen Ausnahmen werden im Gespräch möglichst differenziert herausgearbeitet, Rahmenbedingungen für die Ausnahmen (re)konstruiert und Aufgaben angeboten, die die Wahrscheinlichkeit des Wiederauftretens oder der zeitlichen Ausdehnung von Ausnahmen begünstigen. Andererseits werden zielorientierte Fragen angeboten, mit denen die jeweiligen Lösungsvorstellungen möglichst auf der Verhaltensebene operationalisierbar sind. Auf diese Weise entsteht eine größere Klarheit im Hinblick auf das Ziel und darauf, woran Klienten merken können, dass das Ziel erreicht ist.

Die 24-jährige Frau Christ wurde im stark alkoholisierten Zustand beim Stehlen einer Flasche Schnaps erwischt. Die Gerichtsverhandlung endete mit einer Therapieauflage wegen ihres Alkoholismus. Die Klientin entschied sich zu einer ambulanten Therapie, nachdem sie in den zurückliegenden drei Jahren fünf stationäre Entgiftungen absolviert hatte.

Die hier folgende Gesprächspassage stammt aus der zweiten Sitzung, nachdem in der ersten Sitzung der Überweisungsmodus und die Zielvorstellungen abgeklärt worden waren. Frau Christ definiert die Kontaktaufnahme zwar als eine Zwangsmaßnahme, sei jedoch letztlich froh darüber, weil sie dringend an ihrem Trinkverhalten etwas ändern müsse. Sie sehe daher die Maßnahme trotz der gerichtlichen Auflage als eine freiwillige Maßnahme an. Ihr Therapieziel definiert sie mit „völliger Abstinenz".

THERAPEUT: Was ist besser als beim letzten Mal vor drei Wochen?
KLIENTIN: Es ging mir ganz gut. Zwar nicht ganz trocken, aber schon besser als sonst.
THERAPEUT: Sie sagen „ganz gut" beziehungsweise „besser". Woran merken Sie denn, dass es besser gelaufen ist? Liegt es nur am Trinken, oder merken Sie es auch an anderen Dingen?
KLIENTIN: Auch an anderen. Mein Freund war in der Zwischenzeit weg. Das war früher für mich immer Anlass, die ganze Zeit im Tran zu sein. Jetzt habe ich mich aufgerappelt und sinnvolle Dinge getan, wie zum Beispiel die Wohnung geputzt, aufgeräumt und nichts getrunken.
THERAPEUT: Das war also anders als sonst. Gab es noch etwas anderes, woran Sie die Besserung gemerkt haben?
KLIENTIN: Mit meinem Vater hatte ich mich nicht mehr so in den Haaren gehabt. Ich konnte mich mehr zurückhalten. Früher habe ich oft mit ihm geschrieen. Geändert hat das aber nichts.

Bereits bei der Eröffnung eines Gesprächs existieren Erwartungshaltungen, die Veränderungen mehr oder weniger wahrscheinlich machen. Bestens aus ärztlichen Visiten bekannte Fragen wie „Wo drückt der Schuh?" oder „Wie geht es uns denn heute?" sind eine Einladung an Klienten, sich in eine Problemtrance (Schmidt 2004) zu katapultieren. Es macht einen Unterschied, ob zu Beginn eines Kontaktes die Frage gestellt wird: „Was ist das Problem, das Sie zu mir führt?", oder ob gefragt wird: „Was ist besser seit der telefonischen Terminvereinbarung?" Das Risiko einer Problemtrance mindert sich, indem die Idee angeboten wird, dass Veränderungen permanent passieren und Kennzeichen lebender Systeme sind.

Im vorliegenden Beispiel erhöht sich bei dieser Art der Gesprächseröffnung die Chance einer positiven Erwartungshaltung eigenen Veränderungen gegenüber, da die Frage nur beantwortet werden kann, wenn auf Besserungen fokussiert wird und diese damit erinnerbar sind. Lösungsverhalten existiert bereits, man muss „nur" danach fragen und darauf aufbauen. Wesentlich ist hierbei, dass das Ziel, das Nichttrinken, in Verbindung mit alternativen Handlungen steht. In diesem Beispiel konnte die Klientin angeben, was sie statt des Trinkens getan hat. Diese alternativen Handlungen kann man in weiteren Gesprächen ausbauen, um eine neue Erzählung entstehen zu lassen – eine Geschichte von Kompetenz statt von Defizit.

THERAPEUT: Sie haben gesagt, dass Sie nicht ganz trocken gewesen sind. Was heißt das?

KLIENTIN: Zwei- oder dreimal habe ich etwas getrunken.

THERAPEUT: Wie denken Sie darüber, wie bewerten Sie es?

KLIENTIN: Ich heiße es nicht gut. Ich will trocken werden.

THERAPEUT: War das Trinken in der Zwischenzeit besser oder schlechter als vorher?

KLIENTIN: Es war insgesamt besser, aber ich war nicht abstinent.

THERAPEUT: Was war besser?

KLIENTIN: Vorher waren vielleicht zwei bis drei Tage, an denen ich nichts getrunken habe, und jetzt waren es in der Zwischenzeit drei oder vier Tage, an denen ich etwas getrunken habe.

THERAPEUT: Wenn Sie Ihr Trinken bewerten sollten an den drei bis vier Tagen, ist das eine Menge, die zu groß ist, oder trinken Sie dann wie andere auch?

KLIENTIN: Das war zweimal eine normale Trinkmenge wie andere auch und zweimal zu viel.

THERAPEUT: Woran merken Sie, dass es zu viel ist?

KLIENTIN: Ja, ich meine, ich überlege mir das. Wenn ich mich hinsetze und trinke abends eine ganze Flasche Wein und mehr, dann ist das wirklich zu viel, finde ich.

THERAPEUT: Was wäre für Sie „normal"?

KLIENTIN: So ein bis zwei Gläser Wein beim Fernsehen.

THERAPEUT: Das heißt, Sie haben in den drei Wochen zweimal so wie andere auch getrunken, zweimal zu viel und sonst überhaupt nichts?

KLIENTIN: Ja, so war es.

THERAPEUT: Ist es Ihnen schon öfter gelungen, so wie andere zu trinken?

KLIENTIN: Ja, hin und wieder gelingt das schon, aber sehr selten.

THERAPEUT: Ist es Ihnen schon öfter gelungen, abstinent zu bleiben?

KLIENTIN: Ja, schon. Aber nur kurz, vor allem, wenn ich kein Geld hatte.

Innerhalb der Problemerzählung von Klienten, die als Alkoholiker diagnostiziert sind, werden oft eindeutige Bewertungen vorgenommen. Auf der Basis einer Entweder-oder-Logik produzieren sie die Idee, entweder ganz trocken (gut) oder ganz nass (böse) zu sein.

In dem vorliegenden Beispiel wird den beiden Extrempositionen, Trinken einerseits und Abstinenz andererseits, ein „Trinken wie andere auch" hinzugefügt. Diese dritte Möglichkeit ist als sprachliches Konstrukt frei von negativen Implikationen. Frau Christ bekommt dadurch die Möglichkeit, das zwischenzeitlich veränderte Trinken als positiv zu bewertendes Verhalten zu sehen. Es bietet einen Hinweis auf eigene Einflussnahme und auf eine gewünschte Veränderungsrichtung. Damit wird nicht am grundsätzlichen Ziel der Abstinenz gezweifelt, dennoch werden Zwischenschritte erlebbar.

Sowohl die Seite des süchtigen Trinkens als auch die Seite des nicht süchtigen Trinkens bzw. der Abstinenz und die jeweils dazugehörigen Choreografien werden differenziert besprochen. Der Vergleich von Problem- und Lösungsmustern wird möglich, bewirkt bei Klienten meist ein intensives Kompetenzerleben und sät die Idee eigener Einflussnahme und autonomer Wahlmöglichkeiten (Isebaert 2005). Hierbei ist darauf zu achten, beide Choreografien möglichst als aktiv hergestellte Abläufe zu konstruieren, damit die eigene Einflussnahme (be)greifbar wird.

THERAPEUT: Was war anders, als Sie zu viel getrunken haben?

KLIENTIN: Ich weiß auch nicht. Ich hatte den Frust.

THERAPEUT: Vor dem Trinken oder während des Trinkens?

KLIENTIN: Das baut sich über Tage auf.

THERAPEUT: Was sind Themen, die Sie einladen, Frustgefühle zu haben?

KLIENTIN: Wenn ich mich ärgere.

THERAPEUT: Können Sie mir ein Beispiel nennen?

KLIENTIN: Ach, wenn mein pflegebedürftiger Vater mich fünfmal runterruft und fünfmal, um das Kissen richtig zu legen. Und wenn ich es zurückgezogen habe und es richtig liegt, dann sagt er: „Nein, es muss noch ein Stück nach vorne." Dann lege ich es, wie es vorher lag, dann sagt er: „Jetzt ist es gut." Und dann bin ich kaum oben, erledige irgendetwas, und dann ruft er schon wieder. Dann stürme ich wieder runter, und dann ist wieder dasselbe. Halt so Lappalien. Und dann, irgendwann, platzt mir der Kragen.

THERAPEUT: Und wenn der Kragen platzt, was tun Sie dann?

KLIENTIN: Dann habe ich zuerst mal totalen Ärger in mir.

THERAPEUT: Und dann?

KLIENTIN: Meistens gibt es dann ein Wortgefecht.

THERAPEUT: Mit Ihrem Vater?

KLIENTIN: Ja.

THERAPEUT: Und dann?

KLIENTIN: Na, und dann. Dann gehe ich in mein Zimmer. Und ein paar Minuten später ruft er dann schon wieder.

THERAPEUT: Und dann?

KLIENTIN: Irgendwann fange ich an zu trinken.

THERAPEUT: Sofort oder abends?

KLIENTIN: Nein, nicht sofort. Es staut sich schon über längere Zeit auf.

THERAPEUT: Das heißt, Sie haben schon so eine Art von Abwehrkräften aufgebaut. Es reicht nicht aus, dass Sie sich ein oder zweimal traktiert fühlen. Da muss schon über eine gewisse Zeitspanne etwas zusammenkommen?

KLIENTIN: Ja.

[...]

THERAPEUT: Jetzt haben Sie bereits einiges anders gemacht, indem Sie nur noch an drei Tagen getrunken haben. Sie haben dies mit Frust wegen Ihres Freundes oder Ihres Vaters begründet. Das mit dem Frust interessiert mich jetzt. Stellen Sie sich mal eine Skala von null bis zehn Punkte vor. Null Punkte heißt, völlig entspannt zu sein, und zehn Punkte heißt völliger Frust. Ab wie vielen Punkten fangen Sie an, ans Trinken zu denken?

KLIENTIN: Bei sieben Punkten.

THERAPEUT: Denken Sie dann tagsüber oder abends ans Trinken?

KLIENTIN: Der Gedanke ist schon tagsüber da, aber ich versuche, mich zurückzuhalten. Bis ich dann denke: „Ach, was soll es!"

THERAPEUT: Das ist dann meistens abends?

KLIENTIN: Ja, meistens abends.

THERAPEUT: Sie versuchen dann tagsüber, sich zu bremsen?

KLIENTIN: Ja.

THERAPEUT: Wie ist es im Moment?

KLIENTIN: Bei drei, im Moment.

THERAPEUT: Wie schätzen Sie das jetzt ein? Baut das sich jetzt auf, oder baut sich das eher ab?

KLIENTIN: Im Moment steht es bei drei.

THERAPEUT: Wie lange ist es bei drei?

KLIENTIN: Vor drei bis vier Tagen war mein Ärger bei null, als mein Freund zurückkam, nachdem ich einen Tag vorher bei fünf war.

THERAPEUT: Wie ist es Ihnen gelungen, es wieder abzubauen?

KLIENTIN: Wenn mein Freund da ist, ist alles anders.

THERAPEUT: Das heißt, der Frust baut sich nicht einfach auf, und dann trinken Sie, und dann geht er wieder weg. Gelegentlich baut es sich auch auf, und Sie bauen es dann wieder ab? Es kommt nur ab und zu vor, dass es auf sieben Punkte hochgeht?

KLIENTIN: Ja.

THERAPEUT: Was muss denn passieren, dass Sie den Eindruck haben, es baut sich nicht wieder ab?

KLIENTIN: Dann muss sich Ärger über Ärger sammeln.

THERAPEUT: Was passiert eigentlich öfter: dass Sie den Druck, der sich aufbaut, wieder abbauen können, ohne zu trinken, oder dass es sich aufbaut, und Sie trinken Alkohol? Welche Fähigkeit ist eher vorhanden?

KLIENTIN: Also, das ist so: Jetzt bin ich auf drei. Wenn jetzt Ärger mit meinem Freund oder meinem Vater dazukäme, würde ich auf fünf steigen. Dann baut es sich eventuell auf drei ab. Danach kommt was Neues, und es steigt wieder auf sechs bis sieben Punkte, und dann baue ich es auf vier Punkte ab. Wenn ich aber bei sieben bin oder mehr und keinen Ausweg mehr sehe, dann kann ich mir nicht mehr sagen: „Ich trinke nichts." Dann trinke ich.

THERAPEUT: Das heißt, es kommt öfter vor, dass Sie Druck, der sich aufgebaut hat, wieder abbauen können?

KLIENTIN: Ja, aber nicht vollkommen.

THERAPEUT: Ja, da bleibt so ein Sockel stehen. Was ist denn jetzt mit Ihren drei Punkten? Werden die sich jetzt zwangsläufig vermehren, oder könnten die sich auch wieder reduzieren?

KLIENTIN: Ja, ich glaube, wenn jetzt nichts Außergewöhnliches passiert, können die morgen auch wieder ein bisschen runtergehen.

THERAPEUT: Ach so. Das geht auch? Was ist denn eigentlich nützlich, um Druck, Ärger oder Frust, wie Sie es nennen, abzubauen?

KLIENTIN: Also einfach rausgehen, spazieren gehen. Das beruhigt mich schon.

THERAPEUT: Noch was anderes?

KLIENTIN: Lesen.

THERAPEUT: Noch was?

KLIENTIN: Tja, wenn ich mit meinem Freund Ärger habe und dann mit ihm rede. Wobei der relativ stur ist – das klappt nicht immer. Bei meinem Vater ist es ähnlich.

In der obigen Gesprächspassage wird auf der Ebene der aktuellen Inszenierung des Problems detailliert nachgefragt in der Absicht, Ansatzpunkte zu finden, die eine Neuerzählung des Trinkverhaltens in einer Weise ermöglichen, in der sich die Klientin als aktive Gestalterin der Situation erlebt. Hierbei wird die Begründung „Frust" zunächst nicht infrage gestellt. Vielmehr wird dieses Wort als Vehikel benutzt mit dem Ziel, eine neue Erzählung für die Zeit vor dem Frust, während des Frustes und für die Zeitspanne zwischen dem Frust und dem Trinken zu konstruieren.

Eine neue Erzählung entsteht in dieser Sequenz durch Interventionen auf drei Ebenen: zum einen durch den Gebrauch von Zeitbegriffen („jetzt", „im Moment", „abends", „tagsüber",

„wie lange"). Zum anderen wird mit Skalierungen gearbeitet, die sowohl als Maßeinheit für Gefühlsintensität als auch für Veränderungen, also Zeit, fungieren. Drittens werden Zeit und Gefühl mit Handlungen verknüpft. Die Idee wird eingeführt, dass Veränderungen in der Zeit aktiv hergestellt werden können. Damit wird auch die Implikation transportiert, dass das süchtige Trinken nicht etwa durch besondere „Willensstärke" zu lösen sei, sondern durch vielfältige Selbststeuerungsmechanismen, die zu einem gewissen Teil bereits vorhanden sind und ausgebaut werden können.

THERAPEUT: Ich würde Ihnen gerne ein kleines Experiment mitgeben. Wir haben im Gespräch mit der Punkteskala von null bis zehn Punkte gearbeitet. Sie sagten, dass Sie ab sieben Punkten an das Trinken zu denken beginnen. Ich habe hier ein Diagramm, auf dem Sie eine senkrechte Linie sehen, die die zehn Punkte zeigt. Diese Linie ist unten mit einer horizontalen Linie verbunden, der Zeitachse, die in Tage unterteilt ist. Null Punkte heißt: Sie fühlen sich optimal. Zehn Punkte bedeutet: totale Belastung und Alkoholkonsum. […] Nehmen wir an, Sie glauben, dass Sie morgen bei drei Punkten liegen, dann machen Sie dort ein Kreuz. Und morgen, so um die Mittagszeit, überprüfen Sie, ob Ihre Prophezeiung zugetroffen hat oder ob es sich irgendwie zum Schlechteren oder Besseren verändert hat. Dann machen Sie an dieser Stelle statt eines Kreuzes einen Punkt.

KLIENTIN: Mach ich.

Klienten stellen überwiegend ihr problematisches Verhalten in den Mittelpunkt ihrer Erzählungen. Durch lösungsorientierte Fragen lassen sich fast immer Ausnahmen vom symptomatischen Verhalten finden. Manchmal sind die Ausnahmen klein und wenig konkret, können jedoch bei genauerem Hinsehen andere Formen annehmen und gefördert werden. Ausnahmen sind letztlich Lösungen, die noch zu selten praktiziert werden.

Die Aufgabe soll es Frau Christ ermöglichen, sich durch Selbstbeobachtung eigene Ressourcen bewusster zu machen und Einfluss auf die eigene Trink- und Lösungschoreografie zu nehmen.

Frau Christ erscheint nach vier Wochen zum nächsten Gespräch. Sie hat etwa zur Hälfte Abweichungen von der Prophezeiung zum Positiven und zur Hälfte zum Negativen verzeichnet. Insgesamt blieb sie ca. 60 % der gesamten Zeit unter sieben und zu 40 % bei sieben Punkten und mehr.

THERAPEUT: Sie haben auf Ihrer Skala gelegentlich die Sieben oder höher markiert. Im letzten Gespräch war die Sieben ein kritischer Punkt. Ist es jeweils mit Trinken einhergegangen, oder ist es Ihnen gelungen, trotz sieben Punkten und mehr nichts zu trinken?

KLIENTIN: Ich schätze, dass ich zu 70 % bei mehr als sieben Punkten getrunken habe und zu 30 % nicht. Aber es sind auch zwei bis drei Tage mit zehn Punkten, also sehr großer Belastung, an denen ich trotzdem nichts getrunken habe. Da war ich total mies drauf und habe nicht getrunken.

THERAPEUT: Ist das etwas Neues für Sie, oder gab es das auch schon früher?

KLIENTIN: Also freiwillig nicht. Nur, wenn ich kein Geld hatte. Dann kam das vor. Aber normalerweise war ich dann am Trinken.

THERAPEUT: Wie ist Ihnen das jetzt gelungen?

KLIENTIN: Ich bin in Drucksituationen öfter mal zum Spaziergang, habe mich zurückgezogen, gelesen. Und einmal bin ich nach einem Streit mit meinem Vater ins Geschäft und hatte schon zwei Flaschen Wein in der Hand, hatte sie in den Einkaufswagen gestellt, bin in Richtung Kasse gefahren und habe gedacht: „Mensch, was soll denn das?" Dann habe ich den Wein zurückgefahren und stattdessen Orangensaft gekauft. Damit habe ich es mir gemütlich gemacht. Das sind manchmal so Momente.

THERAPEUT: Und wenn Sie in diesen Momenten den Ablauf unterbrechen, dann ist es besser?

KLIENTIN: Ja, dann ist es besser, weil ich mich besser fühle. Ich bin auch ein bisschen stolz, dass ich nein gesagt habe, das hebt die Stimmung.

Ein wesentlicher Effekt dieser Intervention besteht darin, dass ein lösungsorientierter innerer Dialog begünstigt wird. Die Klientin machte eine erstaunlich positive Erfahrung, da sie immer weniger Abweichungen von ihrer Prophezeiung bemerkte und sie entsprechend ruhiger und gelassener wurde. Frau Christ wurde diese Aufgabe über etwa drei Monate immer wieder verlängert, da sie großes Interesse daran zeigte, ihre eigenen Prophezeiungen zu überprüfen. Sie pendelte sich zwischen zwei und fünf Punkten ein und baute alternative Verhaltensweisen zum Trinken aus.

Die Klientin entwickelte eine stabile Abstinenz. Diese Entwicklung hatte jedoch Konsequenzen innerhalb ihrer Beziehungen, die im weiteren therapeutischen Verlauf Berücksichtigung fanden (Klein 2002). Der Freund der Klientin, den sie in einer Entgiftungsbehandlung kennengelernt hatte und der ebenfalls süchtig trank, ließ sich nicht auf eine Therapie ein und schaffte lediglich vorübergehende Änderungen im Trinkverhalten. Sein wiederholtes süchtiges Trinken zog erhebliche Konflikte nach sich, was Frau Christ letztlich veranlasste, sich von ihm zu trennen.

Die Versorgung des Vaters wurde durch ihre Veränderungen ebenfalls erschwert. Während sie in früheren Überforderungssituationen große Mengen Alkohols getrunken hatte und sich daraufhin am nächsten Tag mit einem schlechten Gewissen plagte, das sie mit einer besonders aufopfernden Pflege des Vaters zu kompensieren versuchte, sah sie nun die Grenzen ihrer Fürsorgemöglichkeiten. Die Spannungen zwischen ihrer Loyalität als Tochter und ihrer Treue zu sich als Frau wurden ihr immer deutlicher. Sie suchte für ihren Vater ein geeignetes Pflegeheim. Das Hauptkriterium war dabei, ob sie als Tochter überzeugt werden konnte, dass das Heim dem Vater eine gute Versorgung gewährleisten kann. Damit orientierte sie sich an ihren eigenen Bewertungen, was für sie eine neue Erfahrung darstellte.

5.3 Externalisierungen

- Wer gehört zur Familie?
- Ist etwas Besonderes in Ihrer Herkunftsfamilie passiert?
- War ein Elternteil oder waren beide in einer früheren Beziehung liiert?
- Gibt es Kinder aus einer früheren Beziehung Ihrer Eltern?
- Gibt es ein besonderes Schicksal in der Familie, ist z. B. jemand im Krieg vermisst, durch einen Unfall oder durch Krankheit früh gestorben?

Das sind Fragestellungen, wie sie im Vorinterview zu einer klassischen Familienaufstellung zu erwarten sind. Die Methode der Familienaufstellungen (Weber 1993; Hellinger 1994) hat in der frühen 90er Jahren des vergangenen Jahrhunderts eine Renaissance von Verfahren ausgelöst, die Klienten auf einer körperlich-räumlichen Ebene neue und andere Wahrnehmungsmöglichkeiten eröffnen sollen. Vorläufer der Aufstellungsarbeit waren das Psychodrama (Moreno 1997), die Arbeit mit Familienskulpturen (Satir 1980; von Schlippe 1991) und die Zeitlinienarbeit (Schindler 2002). Die Arbeit mit Familienaufstellungen hat auch zu Differenzierungen des Verfahrens beigetragen wie z. B. der Entwicklung der Strukturaufstellungen (Sparrer u. Varga von Kibéd 2000; Sparrer 2004) und der Übertragung auf einzeltherapeutische Settings (Franke 2003; Schneider u. Weber 2005), und sie hat wichtige Auseinandersetzungen mit autoritär-dogmatisch erscheinenden Vorgehensweisen im Rahmen der systemischen Therapie ermöglicht (König 2004; Weber, Simon u. Schmidt 2005).

Allen Ansätzen gemein ist die Externalisierung eines inneren Erlebens oder eines inneren Bildes, indem Stellvertreter die Familienangehörigen der Klienten (Vater, Mutter, Geschwister) und die Klienten selbst repräsentieren. Der Beginn dieser Arbeit ist jeweils dadurch gekennzeichnet, dass Klienten die ausgesuchten Stellvertreter bzw. Symbole im Therapieraum aufstellen und in eine für sie stimmige Grundkonstellation bringen. Auf der Grundlage dieser Konfiguration erfolgen dann die weiteren Schritte der therapeutischen Arbeit.

Eine Vertiefung und Differenzierung der Externalisierungstechniken erfolgte fast parallel durch den Fokus auf das „innere System" (White u. Epston 1990; Furman 2005; Schmidt 2004). Dabei werden relevante Erlebnisinhalte (meine Angst, meine Unsicherheit, meine Ressource usw.) durch sprachliche Bilder (s. Abschnitt 4.2.1 und 5.2), aber auch durch bestimmte Körperhaltungen, Bewegungsmuster und, analog den szenischen Verfahren, durch Figuren, Gegenstände oder Bodenanker symbolisiert.

Klienten beschreiben sich oft als gesamte Persönlichkeit symptomatisch, von ihren Problemen komplett eingenommen und überwältigt. Die Präsentation der Idee, dass das symptomatische Verhalten nur eine Seite der gesamten Person darstelle, erzeugt sofort die Option einer bisher dissoziierten Ressourcenseite. Folgende Aspekte können therapeutisch genutzt werden:

- Ein innerer Suchprozess nach bisher übersehenen Ressourcen wird gestartet.
- Visuelle, akustische und kinästhetische Ebenen werden durch den Einsatz von entsprechenden Metaphern aktiviert.
- Die Dynamiken des psychischen Systems lassen sich als ein triadisches Verhältnis beschreiben und erfragen, Klienten werden als „Regisseure" konzipiert, die eine Außenperspektive sowohl auf ihre Problem- als auch auf ihre Ressourcenseite herstellen.
- Die Veränderungsdynamik kann in vier Facetten beschrieben und erlebt werden, dies sind: die negativen und die positiven Seiten des Problems und die positiven und nega-

tiven Seiten des Ziels bzw. der Lösung. Klienten entscheiden über Zeitpunkt und Tempo ihrer Veränderung.

Selbstverständlich ist auch die therapeutische Arbeit mit dem inneren System ein Phänomen des sozialen Systems, da ja schließlich kommuniziert wird. Das Thema der therapeutischen Kommunikation ist aber die Dynamik des psychischen Systems. Folgende Fragen können Klienten zur Selbstbeobachtung anregen:

- In Ihnen scheinen zwei Seiten eine Auseinandersetzung zu führen: eine Seite, die etwas ändern möchte, und eine andere, die zumindest skeptisch ist.
- Inwiefern könnte es die skeptische Seite gut mit Ihnen meinen und Sie vor irgendeinem Effekt, der mit einer Änderung durch die Therapie verbunden sein könnte, zu warnen versuchen?
- Angenommen, Sie konzentrieren sich ausschließlich auf die Seite, die etwas ändern will, wie verhält sich dann die skeptische Seite?
- Angenommen, Sie würden die jeweiligen Seiten z. B. durch Tiere symbolisieren, welche Tiere fallen Ihnen am ehesten zu jeder Seite ein?

Beide Vorgehensweisen – die Aufstellungsarbeit und die Technik der Externalisierung – lassen sich in sehr guter Art ergänzen. Ein wichtiger Effekt liegt in einer Komplexitätsreduzierung der verbalen Problemdarstellung. Das Ziel der Arbeit besteht jeweils darin, neue Ideen zu begünstigen, anderes Erleben zu eröffnen und damit alternative Handlungen anzuregen, womit eine Transformation vom Problemsystem zum Lösungssystem ermöglicht werden soll.

Frau Müller wurde wegen exzessiven Trinkens von einem niedergelassenen Psychiater vermittelt. Sie hatte zahlreiche Entgiftungen hinter sich und musste bereits dreimal wegen lebensbedrohlicher Symptome intensivmedizinisch behandelt werden. Sie ist verheiratet und lebt mit ihrem Mann und zwei Kindern zusammen. Zum Zeitpunkt des ersten Kontaktes lebt der Sohn an seinem Studienort. Die Tochter plant ihren Auszug.

Im ersten Gespräch wirkt Frau Müller aufgeschlossen, gepflegt und redegewandt. Sie sei sich sicher, dass sie seit der letzten Entgiftung die Sache mit dem Trinken im Griff habe. Sie habe endlich kapiert, dass sie die Finger vom Alkohol lassen müsse, und habe es nun seit zwei Wochen geschafft. Es gebe keinen Grund, weswegen es nicht auch weiterhin funktionieren sollte, zumal sie sich so viel besser fühle. Am Ende des Gesprächs teilt ihr der Therapeut mit, dass Gespräche für gelöste Probleme nicht unbedingt sinnvoll sind und sie sich doch noch einmal überlegen sollte, ob eine Terminierung weiterer Gespräche notwendig erscheine. Es sei interessant und auch etwas verwunderlich, dass sie das problematische Trinkverhalten, das sie im Laufe der Jahre immer wieder durch abstinentes Verhalten unterbrochen habe, nun mit der gleichen Lösung endgültig lösen zu können glaubt. Frau Müller bleibt bei ihrer Version des Erfolges, legt aber Wert darauf, einen weiteren Termin zu bekommen.

Als sie zum zweiten Gespräch erscheint, wirkt sie körperlich extrem angeschlagen. Circa eine Woche nach dem ersten Gespräch habe sie einen extremen Rückfall produziert. Auf der Intensivstation sei sie künstlich beatmet worden. Seit gestern sei sie wieder auf eigenen Wunsch und gegen ärztlichen Rat entlassen worden. Sie habe sich von einer Freundin nach der Entlassung nach Hause bringen lassen, da sie Angst hatte, ihr Ehemann „schlägt mich tot".

Obwohl wieder eine Intensivbehandlung nötig gewesen ist, zeigt sie sich sicher, die Sache wieder im Griff zu haben. Die Frage, ob es sich bei ihrem Trinken um ein „normales" süchtiges Trinken handele oder ob eventuell auch suizidale Tendenzen darin zu erkennen seien, wehrt sie anfangs rigoros ab. Allerdings schält sich im Laufe des Gesprächs heraus, dass mit einem gelingenden Suizid auch positive Lösungen verbunden sein könnten: Ihr Ehemann ertrage die Situation seit Jahren, weil er glaube, sie nicht alleine lassen zu können. Im Falle eines Suizids wäre er vor dem finanziellen Ruin einer Scheidung geschützt. Sie selber schütze sich vor der Einsamkeit im Falle einer Trennung.

Während dieser Gesprächspassage erscheint sie extrem affektdistanziert. Sie öffnet sich zwar für die Reflexion potenziell berührender Themen, scheint diese jedoch ausschließlich kognitiv zu erfassen. So sei die Tochter am Samstag ausgezogen, was sie sehr schmerze. Sie habe dies niemandem mitteilen können. Die Familie drohe zu zerfallen, da nun auch das zweite Kind nicht mehr zu Hause sei. Gleichzeitig bestehe keine Vision, wie das Leben des Ehepaares weitergehen solle. Wenn sie sterben würde, könne ihr Tod für „geordnete Verhältnisse" sorgen.

Theoretisch kann man diese Form der Problemerzählung als eine offene Problemmetapher (Retzer 2002) bezeichnen, die durch hohe Komplexität und Mehrdeutigkeit gekennzeichnet ist und bei der Affekte eher distanziert erlebt werden. Eine adäquate Antwort auf eine offene Problemmetapher kann durch eine schließende Lösungsmetapher gegeben werden (ebd.). Dieser Effekt kann durch präzise Handlungsanweisungen wie die Anweisung zu einem Ritual oder passende Verhaltensverschreibungen erzielt werden. Beide präsentieren eine Lösungserklärung und liefern eine eindeutige Bewertung, was zur Förderung einer Affektnähe führen kann. Wenn dies auf einer sprachlichen Ebene nicht möglich scheint, bietet sich die Einführung räumlicher Metaphern an. Sie tragen zu einer neuen Sicht auf die Problemerzählung bei, irritieren dadurch, bieten alternative Lösungen an und fördern so Neuerzählungen der eigenen Geschichte.

THERAPEUT: Sie haben es mit sehr vielen unterschiedlichen Themen zu tun. Dennoch glaube ich, dass es eigentlich nur um drei Dinge geht.
KLIENTIN (wirkt etwas irritiert, schaut fragend): Was meinen Sie damit?
THERAPEUT: Wollen Sie wissen, was ich denke?

Die Klientin wird auf die nun bevorstehende Information durch den Therapeuten fokussiert. Damit wird bereits eine Reduzierung der Komplexität eingeleitet. Diese Fokussierung muss im weiteren Verlauf beibehalten werden. Ein gutes Indiz dafür ist es, wenn eine gewisse Spannung im Gespräch bzw. bei der Klientin zu spüren ist.

KLIENTIN: Ja. Sagen Sie schon.
THERAPEUT: Es geht bei Ihnen um Ihr Leben, Ihren Tod und Ihre Würde.
KLIENTIN (wirkt nachdenklich): Mmh. Ich verstehe es zwar nicht genau. Aber da ist was dran.
THERAPEUT: Wenn Sie glauben, dass da etwas dran sein könnte, wäre es vielleicht interessant, ein kleines Experiment zu machen.
KLIENTIN: Welches Experiment?
THERAPEUT: Bisher haben wir immer nur gesprochen. Aber man kann diese drei erwähnten Themen, Ihr Leben, Ihren Tod und Ihre Würde, hier im Raum platzieren und dann einmal schauen, wie dieses Bild aussieht. Möchten Sie es genauer wissen?
KLIENTIN: Ja. Wie geht das?
THERAPEUT: Stellen Sie sich vor, dass Ihr Tod durch eine Person repräsentiert werden kann. Wo, glauben Sie, würde Ihr Tod dann hier im Raum stehen?

Zunächst werden drei Elemente genannt, um die es „eigentlich" geht, und damit wird eine Reduzierung der Komplexität erreicht. Gleichzeitig wird neben den drei benannten Elementen auch ein viertes unausgesprochen mitgeliefert: Frau Müller selbst.

Nun geht es um eine Externalisierung der drei benannten Elemente, indem sich Frau Müller die jeweiligen Elemente als Personen vorstellt und deren Position im Raum bestimmt. An dieser Stelle hätte man die einzelnen Elemente auch metaphorisch be-

schreiben und auf der sprachlichen Ebene weiterbearbeiten können. Allerdings schien in diesem Fall ein anderes Vorgehen nütz-
licher: Die benannten Positionen werden nacheinander und real
vom Therapeuten vorübergehend eingenommen. Dies erleich-
tert die Visualisierung für Frau Müller. Dieses Vorgehen unterscheidet sich von den klassischen Familien- und Strukturaufstellungen, die als gruppentherapeutische Methoden konzipiert
sind und bei denen die ausgewählten Stellvertreter für die jeweiligen Personen oder Positionen an den zugewiesenen Plätzen
verbleiben. Es verzichtet auf den Einsatz von Bodenankern oder
anderen Symbolen wie Figuren o. Ä.

KLIENTIN: Mmh. Ich glaube, dort. [Sie zeigt in einem 45-Grad-Winkel
im Abstand von ca. zwei Metern rechts von sich.]
THERAPEUT: Gut. Ich gehe jetzt einmal in diese Position, und Sie sehen
und merken dann, ob es auch dann noch für Sie stimmt. [Therapeut
geht in die Position des Todes und befindet sich genau in der Raum-
ecke mit Blick auf die Klientin.] Stimmt das so?
KLIENTIN: Ja. So stimmt es.
THERAPEUT (setzt sich wieder hin und merkt sich die Stelle): Nun zum
zweiten Schritt: Stellen Sie sich vor, dass Ihr Leben durch eine Person
repräsentiert werden kann. Wenn Sie jetzt dort sitzen, wo sie gerade
sitzen, wo, glauben Sie, würde Ihr Leben dann hier im Raum stehen?
KLIENTIN: Ich glaube, dort. [Sie zeigt in einem 45-Grad-Winkel im Abstand von ca. zwei Metern links von sich.]
THERAPEUT: Okay. Ich gehe auch dorthin. [Steht auf und nimmt die Po-
sition des Lebens ein. Er steht nun in der anderen Ecke, nahe am Fenster mit Blick auf die Klientin.] Stimmt es so?
KLIENTIN: Nein. Sie müssen sich andersherum stellen.
THERAPEUT (dreht sich um 180 Grad, dreht der Klientin den Rücken zu
und sieht aus dem Fenster): Stimmt es so?
KLIENTIN: Ja, so ist es gut.
THERAPEUT (setzt sich wieder hin und merkt sich auch diese Stelle): Nun
zum dritten Schritt: Stellen Sie sich vor, dass Ihre Würde durch eine
Person repräsentiert werden kann. Wenn Sie jetzt dort sitzen, wo sie
gerade sitzen, wo, glauben Sie, würde Ihre Würde dann hier im Raum
stehen?

KLIENTIN: Oje. Darüber habe ich noch nie nachgedacht. Ich glaube, hier.
   [Zeigt links von sich in einer Entfernung von einem knappen Meter.]
THERAPEUT: Gut. Ich gehe dorthin. [Steht auf und nimmt die Position
   der Würde ein.] Ist das so gut?
KLIENTIN: Ja.

Die kurzfristige Einnahme der jeweiligen Position durch den
Therapeuten ermöglicht ihm, erste Eindrücke von dem, was an
den gewählten Orten gespürt wird, zu sammeln. Diese lassen
vorsichtige Hypothesen über die Dynamik zu, mit der es Frau
Müller möglicherweise zu tun hat.

THERAPEUT (setzt sich erneut): Also, ich fasse noch mal zusammen. Sie
   haben Ihren Tod hierhin [zeigt hin] gestellt, Ihr Leben dorthin [zeigt
   hin] und Ihre Würde da. Jetzt würde ich Sie bitten aufzustehen.
   Manchmal verändern sich dann die Positionen, da man im Stehen
   eine andere Perspektive einnimmt. [Klientin steht auf, und Therapeut
   geht in die einzelnen Positionen.] Hier steht Ihr Tod und sieht in Ihre
   Richtung. [Therapeut wechselt die Position.] Hier steht Ihr Leben
   und schaut in eine andere Richtung. [Therapeut wechselt die Position.] Hier steht Ihre Würde. Sie ist näher und sieht in Ihre Richtung.
   Stimmt das so für Sie, oder möchten Sie etwas verändern?
KLIENTIN: Nein. Es stimmt so. Ich möchte nichts ändern.
THERAPEUT: Gut. Jetzt werde ich in einem nächsten Schritt eine kleine
   Veränderung vornehmen. Sie bleiben einfach so stehen, und ich
   werde nun … statt mir selber … eine Hand an die Stelle halten, wo
   Sie Ihren Tod, Ihr Leben und Ihre Würde positioniert haben.

Der Therapeut stellt sich nun, nachdem Frau Müller ihre Position eingenommen hat, *neben* die Stelle, an der Frau Müllers
Tod steht. Er hält eine seiner Hände in Höhe des Gesichts an die
Stelle, an der der Tod als Person stehen soll. Die Hand wird dazu
in einen „kataleptischen" Zustand gebracht, eine hypnothera-
peutische Technik, die relativ einfach zu erlernen ist (Peter
1990). Mit diesem Vorgang wird Frau Müllers Tod als Person
symbolisiert. Dabei wird die entspannt-kataleptische Innenseite

der Hand so positioniert, dass Frau Müller in die Handinnenfläche sehen und eigene Visualisierungen in die Hand projizieren kann. Diese Visualisierungen sind nur Frau Müller bekannt. Sie werden nicht erfragt.

THERAPEUT: Ich fange mit Ihrem Tod an. [Geht zu dieser Position und hält seine Hand in Blickhöhe der Klientin.]
KLIENTIN (sieht auf die Hand und beginnt sofort zu weinen).
THERAPEUT: Ich werde Ihnen jetzt einen Satz sagen. Prüfen Sie genau, ob er zu dem passt, was Sie gerade erleben. Wenn er passt, sagen Sie ihn zu Ihrem Tod. Haben Sie verstanden?
KLIENTIN: Ja. [Weint immer noch.]

Bereits hier entstehen zwei interessante Effekte: Einerseits scheinen alle anderen Themen, die im Interview zur Sprache gekommen waren, in den Hintergrund getreten zu sein, was für das Gelingen der Komplexitätsreduktion spricht. Andererseits ist eine affektive Reaktion entstanden, die der geschilderten Problemsituation gegenüber angemessen erscheint. Insofern haben sich die erwünschten Effekte eingestellt. Die Mehrdeutigkeit der Erzählung hat eindeutige Züge bekommen.

Bei diesem methodischen Vorgehen werden, ähnlich den Familien- und Strukturaufstellungen, ebenfalls Sätze vorgeschlagen, allerdings werden die Klienten ausdrücklich zur Prüfung und gegebenenfalls Korrektur eines für sie nicht passenden Satzes aufgefordert.

THERAPEUT: „Ich sehe dich."
KLIENTIN: „Ich sehe dich." [Weint.]
THERAPEUT (verlässt kurz danach die Position und geht zum Leben, hält auch dort in Blickhöhe die Hand hin): Ich sage Ihnen noch einen Satz. Prüfen Sie auch diesen Satz, ob er passt. Sie können mich gerne korrigieren.
KLIENTIN (weint nicht mehr und sieht in Richtung Leben, das von ihr abgewandt steht).

THERAPEUT (dreht die Hand um und lässt die Klientin so ihr Leben sehen): „Ich sehe dich."

KLIENTIN: Ich sehe das nur wie durch einen Schleier.

THERAPEUT: Mein Vorschlag: „Ich sehe dich nur verschwommen."

KLIENTIN (nickt): „Ich sehe dich nur verschwommen."

THERAPEUT: „Schade."

KLIENTIN (nickt erneut): „Schade."

THERAPEUT (geht zur Würde, hält auch dort in Blickhöhe die Hand hin und dreht die Klientin frontal zur Würde): Mein Satz ist: „Du siehst mich."

KLIENTIN: Ja. Stimmt. „Du siehst mich."

Der erste Teil der gesamten Aufstellung ist abgeschlossen. Frau Müller hatte zu allen aufgestellten Elementen Kontakt, d. h., eine Kommunikation mit den externalisierten eigenen Elementen hat stattgefunden.

THERAPEUT (hält die Hand weiter in Blickhöhe): Ich habe noch einen Satz. Prüfen Sie auch den. „Manchmal vergesse ich dich. Schade."

KLIENTIN (nickt): „Manchmal vergesse ich dich. Schade."

THERAPEUT: „Ich habe mich oft und lange nach dir gesehnt. Schön, dass du da bist."

KLIENTIN: „Ich habe mich oft und lange nach dir gesehnt. Schön, dass du da bist."

THERAPEUT: „Ich gebe dir jetzt einen guten Platz bei mir."

KLIENTIN: „Ich gebe dir jetzt einen guten Platz bei mir."

THERAPEUT: Ich würde nun gerne etwas ausprobieren. Es geht darum, dass Sie für Ihre Würde einen geeigneten Platz suchen und finden. Dazu muss ich Sie aber an Ihrem Rücken berühren. Ist das für Sie in Ordnung?

KLIENTIN: Ja.

Da nun möglicherweise eine körperliche Ankerung (Gilligan 1991) erfolgen soll und es im psychotherapeutischen Bereich eher unüblich ist, Klienten körperlich zu berühren bzw. anzufassen, muss hier explizit die Erlaubnis der Klientin eingeholt werden.

Ziel dieses Vorgehens besteht darin, die Klientin mit ihren externalisierten Seiten in Beziehung zu bringen und dabei zu prüfen, inwiefern potenzielle Ressourcen, wie sie durch die „Würde" und das „Leben" repräsentiert werden, durch Ankerung wieder zugänglich und körperlich spürbar gemacht werden können. Kurz: sie zu assoziieren und dies kinästhetisch erfahrbar zu machen.

Sollte dies gelingen, könnte mit Frau Müller in der Folge eine Annäherung an das Thema „Tod" und die sie damit verbindende Dynamik möglich werden.

THERAPEUT: Okay. Ich werde Sie nun an sechs Stellen an Ihrem Rücken kurz berühren, und Sie werden sehr genau spüren, wo Ihre Würde ihren richtigen und passenden Platz hat. Sollten Sie aber den Eindruck haben, dass die Würde dort stehenbleiben muss, wo sie jetzt ist, sagen Sie auch das. Nur Sie können wissen, wo der beste Platz für Ihre Würde ist. Haben Sie das verstanden?

KLIENTIN: Ja.

THERAPEUT (geht hinter die Klientin, behält die Hand in der Position der Würde und berührt die Klientin jeweils kurz mit der Handfläche an der linken äußeren Schulter, am linken Schulterblatt, auf der Wirbelsäule zwischen den Schulterblättern, auf der Wirbelsäule unterhalb der Schulterblätter, am rechten Schulterblatt und an der rechten äußeren Schulter): Wo, glauben Sie, hat Ihre Würde den besten Platz?

KLIENTIN: Genau in der Mitte. Zwischen den Schulterblättern.

THERAPEUT: Ich werde meine Hand jetzt erneut auf genau diese Stelle legen. Ist das in Ordnung?

KLIENTIN: Ja.

THERAPEUT (legt die Hand auf die genannte Stelle und spricht langsam): Sie spüren jetzt die Stelle, an der Ihre Würde ihren Platz hat. Vielleicht empfinden Sie diese Stelle in einer besonders angenehmen Art. Vielleicht als leichte Berührung, als Wärme oder auf eine ganz eigene, angenehme Art. Und mit jedem Einatmen werden Sie spüren, dass dieser Platz der richtige für Sie ist. Dass es gut so ist. So wie es ist. Vielleicht spüren Sie auch, dass Sie etwas leicht verändern möchten, sich vielleicht etwas mehr an dieser Stelle anlehnen oder etwas anderes tun. [Kurze Pause.] Ist es für Sie so in Ordnung?

KLIENTIN: Ja.

THERAPEUT: Ich werde Ihnen jetzt noch einen oder mehrere Sätze sagen. Diese müssen Sie nicht mehr aussprechen. Sagen Sie sie nur für sich. Sollten die Sätze nicht passen, dann geben Sie mir ein Zeichen, indem Sie mir das sagen oder mit dem Kopf schütteln. Okay?

KLIENTIN: Ja.

THERAPEUT (spricht langsam): „Hier ist ein guter Platz für dich. Schön, dass du da bist. Wir gehören zusammen. Jetzt schaue ich nach dir."

THERAPEUT (nimmt die Hand weg): Ist es in Ordnung für Sie? Wie geht es?

KLIENTIN: Ja. Ist in Ordnung. Es geht gut, ganz warm.

THERAPEUT: Okay. Ich gehe nun zu Ihrem Leben. [Dreht die Klientin so, dass sie das Leben gut sehen kann, und hält erneut die Hand stellvertretend für das Leben in Blickhöhe.] Wie ist das?

KLIENTIN: Komisch, aber jetzt sehe ich das Leben besser.

THERAPEUT: Mein Satz ist: „Jetzt sehe ich dich besser."

KLIENTIN: „Jetzt sehe ich dich besser."

THERAPEUT: „Im guten Kontakt mit meiner Würde bin ich klar."

KLIENTIN: „Im guten Kontakt mit meiner Würde bin ich klar."

THERAPEUT: „Ich sehne mich nach dir."

KLIENTIN: „Ich sehne mich nach dir."

THERAPEUT: „Schade, dass ich dich manchmal aus den Augen verliere."

KLIENTIN: „Schade, dass ich dich manchmal aus den Augen verliere."

THERAPEUT: „Ich gebe dir jetzt einen guten Platz." – Okay. Ich werde Sie nun erneut an einigen Stellen an Ihrem Rücken kurz berühren, und Sie werden sehr genau spüren, wo Ihr Leben seinen guten und passenden Platz hat. Sollten Sie den Eindruck haben, dass das Leben ganz woandershin gehört, sagen Sie mir das. Haben Sie verstanden?

KLIENTIN: Ja.

THERAPEUT (geht hinter die Klientin, berührt sie jeweils kurz mit der Handfläche an der linken äußeren Schulter, am linken Schulterblatt, am rechten Schulterblatt und an der rechten äußeren Schulter): Wo, glauben Sie, hat Ihr Leben den besten Platz?

KLIENTIN: An meiner linken Schulter.

THERAPEUT: Ich lege jetzt erneut meine Hand auf diese Stelle und werde Ihnen einen oder mehrere Sätze sagen. Auch diese müssen Sie nicht mehr aussprechen. Sagen Sie sie nur für sich. Wenn die Sätze nicht passen, geben Sie mir ein Zeichen, indem Sie mir das sagen oder mit dem Kopf schütteln. Okay?

KLIENTIN: Ja.

Therapeut (spricht langsam): „Schön, dass du da bist. Das ist ein guter Platz für dich. So spüre ich dich, und du bist bei mir." – Ist noch alles in Ordnung? Können Sie noch weitermachen?

Klientin: Ja. Es ist zwar anstrengend. Aber es geht.

Bislang wurden in der Aufstellung die bisher dissoziierten Ressourcen der Würde und des Lebens externalisiert. Danach wurden in einem zweiten Schritt eine Kommunikation und eine Beziehungsaufnahme durch die gesprochenen Sätze ermöglicht. In einem dritten Schritt erfolgte eine körperliche Ankerung, und damit wurden die ursprünglich dissoziierten Ressourcen assoziiert. Damit ist eine Stabilisierung der Klientin erfolgt, die nun die Konfrontation mit dem Tod, was immer mit diesem Thema verbunden sein mag, erlaubt. Auch hier wird mit der kataleptischen Hand gearbeitet.

Therapeut: Nun steht da ja noch Ihr Tod. Mit dem arbeiten wir jetzt. [Dreht die Klientin so, dass sie den Tod sehen kann, und hält erneut eine Hand stellvertretend für den Tod in Blickhöhe.] Wie ist das?

Klientin: Nicht mehr so schlimm wie am Anfang. Aber es ist traurig.

Therapeut: Ich schlage Ihnen erneut Sätze vor, und Sie prüfen. Mein Vorschlag: „Ich sehe dich."

Klientin: „Ich sehe dich."

Therapeut: „Du machst mich traurig."

Klientin: „Du machst mich traurig."

Therapeut: „Schau freundlich, wenn ich es mir gutgehen lasse."

Klientin: „Schau freundlich, wenn ich es mir gutgehen lasse."

Therapeut: „Du bist größer als ich."

Klientin: „Du bist größer als ich."

Therapeut: „Irgendwann komme ich."

Klientin: „Irgendwann komme ich."

Therapeut: „Es ist noch zu früh. Jetzt schaue ich nach mir."

Klientin: „Es ist noch zu früh. Jetzt schaue ich nach mir."

[...]

Therapeut: Ich würde Ihnen gerne etwas vorschlagen. Gehen Sie jetzt einmal ganz langsam auf Ihren Tod zu, und spüren Sie genau, wie weit Sie gehen können. Und dann gehen Sie wieder zurück. Und machen

Sie diese Bewegung drei- bis viermal. Danach bleiben Sie dort stehen, wo es für Sie am passendsten ist.

Hier wird ein weiteres Element in die Arbeit eingeführt. Während die Ankerung der Ressourcen dadurch erfolgte, dass die Klientin spüren musste, an welchem Platz die jeweiligen Elemente gut passen, also relativ passiv blieb, wird sie nun herausgefordert, selber durch Bewegungen die für sie derzeit passende Position im Verhältnis zu ihrem Tod zu finden.

Sie ist nun mit Ressourcen ausgestattet und ihr wird zugemutet und auch zugetraut, die für sie zurzeit stimmigste Position einnehmen zu können.

KLIENTIN (geht etwa bis zur Hälfte der Strecke vor und signalisiert, dass es dann fast nicht mehr auszuhalten ist; danach oszilliert sie zwischen dieser und ihrer ursprünglichen Position vier- bis fünfmal und bleibt schließlich geringfügig näher als in der Ursprungsposition stehen): So stimmt es für mich. Eben das war zu weit, und das andere war zu nah. So ist es gut.

THERAPEUT: Angenommen, Sie sollten jetzt auch noch den Alkohol aufstellen. Wo würde der stehen?

Erst jetzt wird ein zusätzliches Element, das bisher nicht berücksichtigt wurde, der Alkohol, hinzugenommen. Der Alkohol hat oft eine doppelte Funktion: Einerseits verbindet er die Klientin auf noch unbekannte Weise mit dem Tod, hat aber andererseits auch lebenserhaltende Wirkungen, indem er sie vor einem Suizid (noch) bewahren konnte. Er ist gefährlich und lebenserhaltend zugleich, kann zum Tode führen und hat der Klientin möglicherweise geholfen, bis zum jetzigen Zeitpunkt zu überleben.

KLIENTIN: Hier. [Zeigt auf eine Stelle, die genau zwischen dem Tod und ihr liegt.]

THERAPEUT (markiert auch diese Stelle mit seiner zweiten, ebenfalls kataleptischen Hand): So?

KLIENTIN: Nein, etwas tiefer. Der Tod ist hinter dem Alkohol und höher als der Alkohol.

THERAPEUT (korrigiert entsprechend): Ich würde Ihnen gerne noch ein paar Sätze vorschlagen. Ist das in Ordnung?

KLIENTIN: Ja.

THERAPEUT: Denken Sie daran, die Sätze zu prüfen. Mein Satz: „Du bist und warst ein Gefährte."

KLIENTIN: Ja, das stimmt. „Du bist und warst ein Gefährte."

THERAPEUT: „Das Schöne achte ich, das Gefährliche sehe ich."

KLIENTIN: „Das Schöne achte ich, das Gefährliche sehe ich."

THERAPEUT: „Lange warst du mir und ich dir treu."

KLIENTIN: „Lange warst du mir und ich dir treu."

THERAPEUT: „Ich schaue jetzt nach mir."

KLIENTIN: „Ich schaue jetzt nach mir."

THERAPEUT: „Hinter dir sehe ich auch meinen Tod."

KLIENTIN: „Hinter dir sehe ich auch meinen Tod."

[…]

THERAPEUT: Das war die Aufstellung. Sie können sich gerne wieder setzen.

KLIENTIN: Das war anstrengend.

THERAPEUT: Haben Sie noch Fragen, oder wollen Sie noch etwas sagen?

KLIENTIN: Nein.

THERAPEUT: Ich würde Ihnen noch kleine Empfehlungen mitgeben, mit denen Sie, wenn Sie wollen, experimentieren können. Wenn Sie jetzt so auf einem Stuhl sitzen, dann merken Sie, dass die Stelle, an der Ihre Würde ihren Platz hat, genau an der Rückenlehne anliegt. Sie können sich so während des Tages oder auch abends, wenn Sie im Bett liegen, daran erinnern. Oder Sie können tagsüber immer wieder, wenn Sie daran denken, mit der rechten Hand die Stelle, an der Ihr Leben einen Platz hat, berühren. Beides kann man von außen nicht sehen. Nur Sie wissen, was es bedeutet.

KLIENTIN: Okay. Das mache ich.

Im weiteren Verlauf der Therapie wurden die Bedeutungen der Themen „Leben" und „Tod" in einen biografischen Zusammenhang gestellt. Frau Müller berichtete, dass bei ihrer Mutter Brustkrebs diagnostiziert wurde, als sie selbst etwa 17 Jahre alt war. Diesen Befund habe die Mutter verheimlicht, sich keiner

Behandlung unterzogen, und sie sei, als der Tumor durchzubrechen drohte, notfallmäßig ins Krankenhaus gekommen. Die Mutter sei innerhalb einer Woche, für Frau Müller völlig überraschend, gestorben. Weiterhin konnte sie über eine Tante, eine Schwester der Mutter, in Erfahrung bringen, dass die Mutter zwei Brüder hatte, die beide als Kinder gestorben waren. Am Tod des jüngsten Bruders, der durch einen Autounfall ums Leben kam, sei der Mutter von Frau Müller die Schuld zugeschrieben worden. Sie hätte nicht genügend auf den jüngeren Bruder aufgepasst.

Nachdem diese biografischen Zusammenhänge und der Umgang der Mutter mit dem eigenen Leben und dem eigenen Tod deutlich geworden waren, konnte Frau Müller auch Parallelen zum eigenen Verhalten erkennen. Die Therapie von Frau Müller dauerte eineinhalb Jahre. Es kam zu keinem stationären Aufenthalt mehr.

Anmerkungen

1 Retzer (2002, 2004) schlägt eine eingängigere Terminologie vor. Er spricht von gelebtem, erlebtem und erzähltem Leben.

2 Umfassende Darstellungen dazu finden sich u. a. in: Ludewig (1992, 2002, 2005); Simon (1990); Retzer (2002, 2004); von Schlippe u. Schweitzer (1998).

3 Was gilt heute und was galt im 17. und 18. Jahrhundert als „zu dick"?

4 „Du bist zu dick, und deshalb solltest du dich mehr bewegen und deine Ernährung umstellen."

5 „Ich fühle mich wohl, und solange ich mich wohlfühle, mache ich nichts. Im Übrigen warst du schon immer nörglerisch."

6 Zu spezifischen Störungs- und Problembeschreibungen siehe u. a.: Stierlin et al. (1986); Weber u. Stierlin (1989); Simon (1990); Ludewig (1992); Hahn u. Müller (1993); Gröne (1995); Schweitzer u. Schumacher (1995); Welter-Enderlin (1992); Levold (1997); Kron-Klees (1998); Klein (2002); Conen (2002); Greve u. Keller (2002); Hüther u. Bonney (2002); Retzer (1994, 2004); Clement (2004); Schmidt (2004); Schindler u. von Schlippe (2005); Schweitzer u. von Schlippe (2006).

7 Informationstheoretisch kann ein Zeichen für Beobachter dreierlei sein: ein Zeichen, das erwartet werden kann und eintritt (z. B. ein Begrüßungsritual); ein Zeichen, das nicht erwartet werden kann und eintritt (z. B. ein überraschender Anruf); ein Zeichen, das erwartet werden kann und nicht eintritt (z. B. Schweigen statt Reden bei einem Ehestreit).

8 Diese ritualtheoretische Interpretation weist große Ähnlichkeiten mit dem Begriff der „Phasenübergänge" in der Synergetik und den daraus abgeleiteten „generischen Prinzipien" zur Gestaltung psychotherapeutischer Prozesse auf (Kriz 1999; Kruse 2004; Haken u. Schiepek 2006).

9 Ressourcen sowohl in Bezug auf das Problem als auch unabhängig vom Problem.

10 Ausnahmen vom Problemverhalten (de Shazer 1989).

11 Neutralität kann auch als Technik verstanden werden: Ob Therapeuten in einer Sitzung bestimmte Personen mehr oder weniger stützen, ob und für wen sie Partei ergreifen oder welche Meinungen sie äußern,

wird letztlich von den Klienten aufgrund der kommunikativen Beiträge der Therapeuten bewertet.

12 Ähnlich erhellend für Hintergrundsdynamiken wirkt die Aufstellungsarbeit, s. Abschnitt 5.3.

13 So lautete beispielsweise der Buchtitel von Radatz (2006): *Beratung ohne Ratschlag.*

Literatur

Andersen, T. (1990): Das reflektierende Team. Dortmund (Borgmann).

Anderson, H. u. H. Goolishian (1988): Menschliche Systeme. Vor welche Probleme sie uns stellen und wie wir mit ihnen arbeiten. In: L. Reiter, E. J. Brunner u. S. Reiter-Theil (Hrsg.): Von der Familientherapie zur systemischen Perspektive. Berlin/Heidelberg/New York/London/Paris/Tokyo (Springer), S. 189–216.

Anderson, H. u. H. Goolishian (1992): Der Klient ist Experte: Ein therapeutischer Ansatz des Nicht-Wissens. *Zeitschrift für systemische Therapie* 10 (3): 176–189.

Bateson, G. (1983): Ökologie des Geistes. Frankfurt a. M. (Suhrkamp).

Berg, I. K. (1992): Familien-Zusammenhalt(en). Dortmund (Verlag modernes Lernen).

Berg, I. K. u. S. Miller (1993): Kurzzeittherapie bei Alkoholproblemen. Heidelberg (Carl-Auer), 5., korr. Aufl. 2004.

Boszormeniy-Nagy, I. u. G. Spark. (1981): Unsichtbare Bindungen. Die Dynamik familiärer Systeme. Stuttgart (Klett).

Cecchin, G., G. Lane u. W. Ray (1993): Respektlosigkeit – Eine Überlebensstrategie für Therapeuten. Heidelberg (Carl-Auer), 4. Aufl. 2005.

Ciompi, L. (1999): Die emotionalen Grundlagen des Denkens. Göttingen (Vandenhoeck & Ruprecht).

Clement, U. (2004): Systemische Sexualtherapie. Stuttgart (Klett-Cotta).

Conen, M.-L. (2002): Wo keine Hoffnung ist, muss man sie erfinden. Aufsuchende Familientherapie. Heidelberg (Carl-Auer), 3. Aufl. 2006.

Damasio, A. R. (1997): Descartes' Irrtum. München (Deutscher Taschenbuch Verlag).

Deissler, K. (1988): Erfinderisches Interviewen. *Familiendynamik* 13 (4): 345–363.

Eliade, M. (1975): Schamanismus und archaische Ekstasetechnik. Frankfurt a. M. (Suhrkamp).

Eliade, M. (1990): Das Heilige und das Profane. Frankfurt a. M. (Suhrkamp).

Farrelly, F. u. J. M. Brandsma (1986): Provokative Therapie. Berlin (Springer).

Fischer, H.-R., A. Retzer u. U. Clement (2006): Wozu Hypothesen in der systemischen Therapie? *Familiendynamik* 31 (2): 200–206.

Foerster, H. von (1988): Abbau und Aufbau. In: F. B. Simon (Hrsg.): Lebende Systeme. Berlin (Springer), S. 19–33.

Foerster, H. von (1993): KybernEthik. Berlin (Merve).

Foerster, H. von u. M. Bröcker (2002): Teil der Welt. Fraktale einer Ethik – Ein Drama in drei Akten. Heidelberg (Carl-Auer), 2. Aufl. 2007.

Franke, U. (2003): Wenn ich die Augen schließe, kann ich dich sehen. Heidelberg (Carl-Auer), 3. Aufl. 2006.

Furman, B. (2005): Ich schaffs! Heidelberg (Carl-Auer).

Gennep, A. van (1986): Übergangsriten. Frankfurt a. M./New York (Campus).

Greve, N. u. T. Keller (2002): Systemische Praxis in der Psychiatrie. Heidelberg (Carl-Auer).

Gröne, M. (1995): Wie lasse ich meine Bulimie verhungern? Heidelberg (Carl-Auer), 4. Aufl. 2003.

Hahn, K. u. F.-W. Müller (1993): Systemische Erziehungs- und Familienberatung. Mainz (Matthias-Grünewald).

Haken, H. u. G. Schiepek (2006): Synergetik in der Psychologie. Göttingen (Hogrefe).

Hart, O. van der (1982): Abschiednehmen. München (Pfeiffer).

Hellinger, B. (1994): Ordnungen der Liebe. Heidelberg (Carl-Auer), 7. Aufl. 2001.

Hildenbrand, B. (2005): Einführung in die Genogrammarbeit. Heidelberg (Carl-Auer).

Hüther, G. (2001): Gebrauchsanleitung für ein menschliches Gehirn. Göttingen (Vandenhoeck & Rupprecht).

Hüther, G. u. H. Bonney (2002): Neues vom Zappelphilipp. Düsseldorf (Walter).

Imber-Black, E., J. Roberts u. R. Whiting (1993): Rituale. Heidelberg (Carl-Auer), 5. Aufl. 2006.

Isebaert, L. (2005): Kurzzeittherapie – Ein praktisches Handbuch. Stuttgart (Thieme).

Klein, R. (1996): Der Onkel als Familientherapeut – der Familientherapeut als Onkel: Alexanders Spuckgedanke. *Familiendynamik* 21 (4): 331–345.

Klein, R. (1998): Profanisierungen und Sakralisierungen – Zur Bedeutung von Familienaufstellungen in der Systemischen Therapie. *Zeitschrift für systemische Therapie* 16 (3): 164–175.

Klein, R. (2002): Berauschte Sehnsucht. Zur ambulanten systemischen Therapie süchtigen Trinkens. Heidelberg (Carl-Auer), 2. Aufl. 2005.

Klein, R. (2005): Vom Finden des Suchens. In: H. Schindler u. A. von Schlippe (Hrsg.): Anwendungsfelder systemischer Praxis. Dortmund (Borgmann), S. 71–90.

König, O. (2004): Familienwelten. München (Klett-Cotta).

Kraus, W. (1996): Das erzählte Selbst. Pfaffenweiler (Centaurus).

Kriz, J. (1999): Systemtheorie für Psychotherapeuten, Psychologen und Mediziner. München (UTB).

Kron-Klees, F. (1998): Familien begleiten. Von der Probleminszenierung zur Lösungsfindung. Freiburg i. Br. (Lambertus).

Kruse, P. (2004): Next practice. Erfolgreiches Management von Instabilität. Offenbach (Gabal).

Levold, T. (1997): Problemsystem und Problembesitz: Die Diskurse der sexuellen Gewalt und die institutionelle Praxis des Kinderschutzes. Teil I. *System Familie* 10: 21–31.

Levold, T. (1998): Affektive Kommunikation und systemische Therapie. In: R. Welter-Enderlin u. B. Hildenbrand (Hrsg.): Gefühle und Systeme. Heidelberg (Carl-Auer), S. 17–51.

Loth, W. (1999): Auf den Spuren hilfreicher Veränderungen. Dortmund (Verlag modernes Lernen).

Ludewig, K. (1992): Systemische Therapie. Grundlagen klinischer Theorie und Praxis. Stuttgart (Klett-Cotta).

Ludewig, K. (2002): Leitmotive systemischer Therapie. Stuttgart (Klett-Cotta).

Ludewig, K. (2005): Einführung in die theoretischen Grundlagen der systemischen Therapie. Heidelberg (Carl-Auer).

Luhmann, N. (1991): Soziale Systeme. Frankfurt a. M. (Suhrkamp).

Maturana, H. (1985): Erkennen: Die Organisation und Verkörperung von Wirklichkeit. Braunschweig (Vieweg).

Maturana, H. u. F. Varela (1987): Der Baum der Erkenntnis. Bern (Scherz).

McGoldrick, M. u. R. Gerson (1990): Genogramme in der Familienberatung. Stuttgart (Huber).

Moreno, J. (1997): Gruppenpsychotherapie und Psychodrama. Stuttgart (Thieme).

Mücke, K. (2001): Probleme sind Lösungen. Potsdam (Klaus Mücke ÖkoSysteme Verlag).

Peter, B. (1990): Hypnotische Phänomene. In: D. Revenstorf (Hrsg.): Klinische Hypnose. Berlin/Heidelberg/New York/Barcelona/Hongkong/London/Mailand/Paris/Singapur/Tokyo (Springer), S. 24–64.

Prior, M. (2006): Beratung und Therapie optimal vorbereiten. Heidelberg (Carl-Auer).

Radatz, S. (2006): Beratung ohne Ratschlag. Systemisches Coaching für Führungskräfte und BeraterInnen. Wien (Verlag Systemisches Management).

Reddemann, L. (2003): Psychotherapie von Suchterkrankungen als Traumafolgestörungen. *Psychotherapie im Dialog* 2 (4): 136–139.

Retzer, A. (1991): Die Behandlung psychotischen Verhaltens. Heidelberg (Carl-Auer), 2. Aufl. 1996.

Retzer, A. (1994): Familie und Psychose. Stuttgart/Jena/New York (G. Fischer).

Retzer, A. (2002): Passagen. Stuttgart (Klett-Cotta).

Retzer, A. (2004): Systemische Paartherapie. Stuttgart (Klett-Cotta).

Revenstorf, D. u. B. Peter (1991): Hypnose in Psychotherapie, Psychosomatik und Medizin. Berlin/Heidelberg/New York/Barcelona/Hongkong/London/Mailand/Paris/Singapur/Tokyo (Springer).

Rödel, B. (2001): Praxis der Genogrammarbeit. Die Kunst des banalen Fragens. Dortmund (Verlag modernes lernen).

Satir, V. (1980): Selbstwert und Kommunikation. Familientherapie für Berater und zur Selbsthilfe. München (Pfeiffer).

Schiepek, G. (1999): Die Grundlagen der Systemischen Therapie. Göttingen (Vandenhoeck & Ruprecht).

Schindler, H. (2002): Erlebnisintensive Methoden in der systemischen Einzeltherapie. *Familiendynamik* 27 (4): 468–487.

Schindler, H. u. A. von Schlippe (2005): Anwendungsfelder systemischer Praxis. Dortmund (Borgmann).

Schlippe, A. von (1991): Familientherapie im Überblick. Basiskonzepte, Formen, Anwendungsmöglichkeiten. Paderborn (Junfermann).

Schlippe, A. von u. J. Kriz (1996): Das Auftragskarussell. *System Familie* 9 (3): 106–110.

Schlippe, A. von u. J. Schweitzer (1998): Lehrbuch der systemischen Therapie und Beratung. Göttingen (Vandenhoeck & Ruprecht).

Schmid, B. (2003): Systemische Professionalität und Transaktionsanalyse. Bergisch Gladbach (EHP).

Schmid, B. (2004): Systemisches Coaching. Bergisch Gladbach (EHP).

Schmid, B. u. A. Messmer (2005): Systemische Personal-, Organisations- und Kulturentwicklung. Bergisch Gladbach (EHP).

Schmidt, G. (2004): Liebesaffären zwischen Problem und Lösung. Heidelberg (Carl-Auer).

Schneider, S. u. G. Weber (2005): Werkstatt-DVD: Familien aufstellen mit Figuren im Einzelsetting. Heidelberg (Carl-Auer).

Schweitzer, J. u. A. von Schlippe (2006): Lehrbuch der systemischen Therapie und Beratung II. Göttingen (Vandenhoeck & Ruprecht).

Schweitzer, J. u. B. Schumacher (1995): Die unendliche und die endliche Psychiatrie. Heidelberg (Carl-Auer).

Selvini Palazzoli, M., L. Boscolo, G. Cecchin u. G. Prata (1981): Hypothetisieren, Zirkularität, Neutralität: drei Richtlinien für den Leiter der Sitzung. *Familiendynamik* 6 (2): 123–139.

Selvini Palazzoli, M., L. Boscolo, G. Cecchin u. G. Prata (1983a): Das Problem des Zuweisenden. *Zeitschrift für systemische Therapie* (3): 11–20.

Selvini Palazzoli, M., L. Boscolo, G. Cecchin u. G. Prata (1983b): Paradoxon und Gegenparadoxon. Stuttgart (Klett-Cotta).

Shazer, S. de (1989): Der Dreh. Heidelberg (Carl-Auer), 9. Aufl. 2006.

Simon, F. B. (1988): Unterschiede, die Unterschiede machen. Heidelberg/Berlin/New York (Springer).

Simon, F. B. (1990): Meine Psychose, mein Fahrrad und ich. Heidelberg (Carl-Auer), 11. Aufl. 2006.

Simon, F. B. (1995): Die andere Seite der Gesundheit. Ansätze einer systemischen Krankheits- und Therapietheorie. Heidelberg (Carl-Auer), 2. Aufl. 2001

Simon, F. B. u. C. Rech-Simon (1999): Zirkuläres Fragen. Heidelberg (Carl-Auer), 7. Aufl. 2007.

Simon, F. B., H. Stierlin, A. Retzer u. G. Schmidt (1989): „Schizo-affektive" Muster: Eine systemische Beschreibung. *Familiendynamik* 14 (3): 190–213.

Sparrer, I. (2004): Wunder, Lösung und System. Heidelberg (Carl-Auer), 4. Aufl. 2006.

Sparrer, I. u. M. Varga von Kibéd (2000): Ganz im Gegenteil. Heidelberg (Carl-Auer), 5., überarb. Aufl. 2005.

Stierlin, H. (1978): Delegation und Familie. Frankfurt a. M. (Suhrkamp).

Stierlin, H. (1979): Status der Gegenseitigkeit: die fünfte Perspektive des Heidelberger familiendynamischen Konzepts. *Familiendynamik* 4 (2): 106–116.

Stierlin, H. (1994): Ich und die anderen. Stuttgart (Klett-Cotta).

Stierlin, H., G. Weber, G. Schmidt u. F. B. Simon (1986): Zur Familiendynamik bei manisch-depressiven und schizo-affektiven Psychosen. *Familiendynamik* 11 (4): 267–282.

Tomm, C. (1994): Die Fragen des Beobachters. Heidelberg (Carl-Auer), 4. Aufl. 2004.

Turner, V. (1989): Das Ritual. Frankfurt a. M./New York (Campus).

Watzlawick, P. (1992): „Berufskrankheiten" systemisch-konstruktivistischer Therapeuten. In: J. Schweitzer, A. Retzer u. H. R. Fischer (Hrsg.): Systemische Praxis und Postmoderne. Frankfurt a. M. (Suhrkamp), S. 87–101.

Weber, G. (1993): Zweierlei Glück. Heidelberg (Carl-Auer), 14. Aufl. 2001.

Weber, G. (1998): Praxis des Familien-Stellens. Heidelberg (Carl-Auer), 3. Aufl. 2000.

Weber, G. u. F. B. Simon (1987): Systemische Einzeltherapie. *Zeitschrift für systemische Therapie* 5 (3): 192–206.

Weber, G. u. H. Stierlin (1989): In Liebe entzweit. Reinbek (Rowohlt). [Neuaufl. (2003): Heidelberg (Carl-Auer).]

Weber, G., F. B. Simon u. G. Schmidt (2005): Aufstellungsarbeit revisited … nach Hellinger? Heidelberg (Carl-Auer).

Weber, G., F. B. Simon, H. Stierlin u. G. Schmidt (1987): Die Therapie der Familien mit manisch-depressivem Verhalten. *Familiendynamik* 12 (2): 139–161.

Welter-Enderlin, R. (1992): Paare, Leidenschaft und lange Weile. München/Zürich (Piper).

Welter-Enderlin, R. u. B. Hildenbrand (1996): Systemische Therapie als Begegnung. Stuttgart (Klett-Cotta).

Welter-Enderlin, R. u. B. Hildenbrand (2002): Rituale – Vielfalt in Alltag und Therapie. Heidelberg (Carl-Auer), 2. Aufl. 2004.

White, M. (1992): Therapie als Dekonstruktion. In: J. Schweitzer, A. Retzer u. H. R. Fischer (Hrsg.): Systemische Praxis und Postmoderne. Frankfurt a. M. (Suhrkamp), S. 39–63.

White, M. u. D. Epston (1990): Die Zähmung der Monster. Heidelberg (Carl-Auer), 5. Aufl. 2006.

Über die Autoren

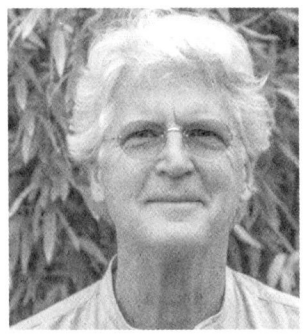

Rudolf Klein, Dr. phil., approbierter Kinder- und Jugendlichenpsychotherapeut, seit 2004 in freier Praxis tätig; Lehrtherapeut und Lehrender Supervisor der Saarländischen Gesellschaft für Systemische Therapie (SGST) und der Systemischen Gesellschaft (SG). Lehrtherapeut des Wieslocher Instituts für systemische Lösun*gen* (wisl); Veröffentlichungen: *Berauschte Sehnsucht* (3. Aufl. 2009), *Lob des Zauderns* (2014), *Alkoholabhängigkeit* (2017, zus. mit Gunther Schmidt) sowie zahlreiche Beiträge in Büchern und Fachzeitschriften.

Kontakt: *rudolfm.klein@t-online.de*

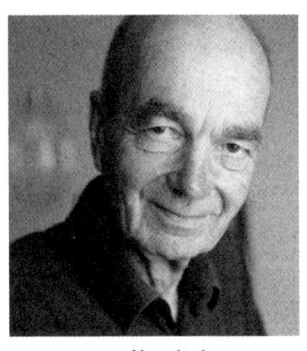

Andreas Kannicht, Dr. Phil., Diplom-Pädagoge, approbierter Kinder- und Jugendlichenpsychotherapeut, Lehrtherapeut, lehrender Coach und lehrender Supervisor (SG). Lehrend tätig am Wieslocher Institut für systemische Lösungen (wisl), bei der Saarländischen Gesellschaft für Systemische Therapie (SGST) und am Institut für systemische Beratung (ISB). Veröffentlichungen u. a.: *Einführung in systemische Konzepte der Selbststeuerung* (2015, zus. mit Bernd Schmid) sowie zahlreiche Beiträge in Büchern und Fachzeitschriften.

Kontakt: *a.kannicht@system-beratung.net*
www.system-beratung.net

Kurt Ludewig

Einführung in die theoretischen Grundlagen der systemischen Therapie

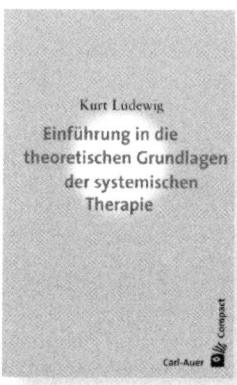

128 Seiten, 27 Abb., Kt
3. Aufl. 2018
ISBN 978-3-89670-700-0

Dieser Einführungsband fasst die wesentlichen Grundlagen der systemischen Therapie auf prägnante und verständliche Weise zusammen. Der Autor beschreibt zunächst die biologischen, neurowissenschaftlichen, soziologischen und systemtheoretischen Voraussetzungen systemischen Denkens. Im zweiten Teil werden die Grundlagen der therapeutischen Praxis vorgestellt, die sich aus dem systemischen Denken ableiten.

„Ich finde, dies ist ein Buch, das in vielfältigen Kontexten verwendet werden kann: In der Lehre an Hochschulen, in den Ausbildungs- und Fortbildungsgängen der Weiterbildungsinstitute, für die eigene persönliche Weiterbildung als systemische Fachkraft und für die Diskussion um die konzeptionelle Fundierung und Weiterentwicklung systemischer Praxis im psychosozialen Feld."

Wolf Ritscher/KONTEXT

Carl-Auer Verlag • www.carl-auer.de

Fritz B. Simon

Einführung in Systemtheorie und Konstruktivismus

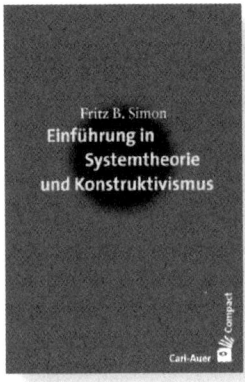

120 Seiten, Kt, 9. Aufl. 2020
ISBN 978-3-89670-547-1

In dieser Einführung werden unterschiedliche Theoriestränge so aufbereitet, dass neben ihrem historischen Kontext ihre Gemeinsamkeiten und Unterschiede, ihre innere Logik, vor allem aber ihre Konsequenzen für den Praktiker deutlich werden. Das Spektrum reicht von den Anfängen der Kybernetik und Systemtheorie über die Chaos- und Komplexitätstheorie bis zur Theorie autopoietischer Systeme und zur neueren soziologischen Systemtheorie.

Als Leser bekommt man so eine kompakte und konsistente theoretische Basis für sein Handeln in einer nicht berechenbaren Umwelt, die hilft, mit den Unsicherheiten, wie sie in einer komplexen Welt unvermeidlich sind, umzugehen.

„Fritz Simon ist es (wieder einmal) gelungen, komplexe und verschlungene Inhalte so darzulegen, dass aus dem Nebel der Vielfalt und Verwobenheit individuelle praxisnahe Haltungen entwickelt werden können."

www.socialnet.de

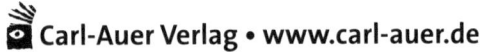

Carl-Auer Verlag • www.carl-auer.de

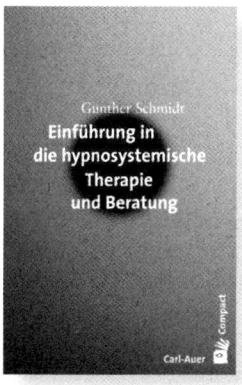
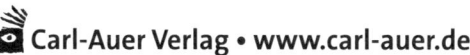